物忘れ・認知症を撃退!

脳がよみがえる きくち体操

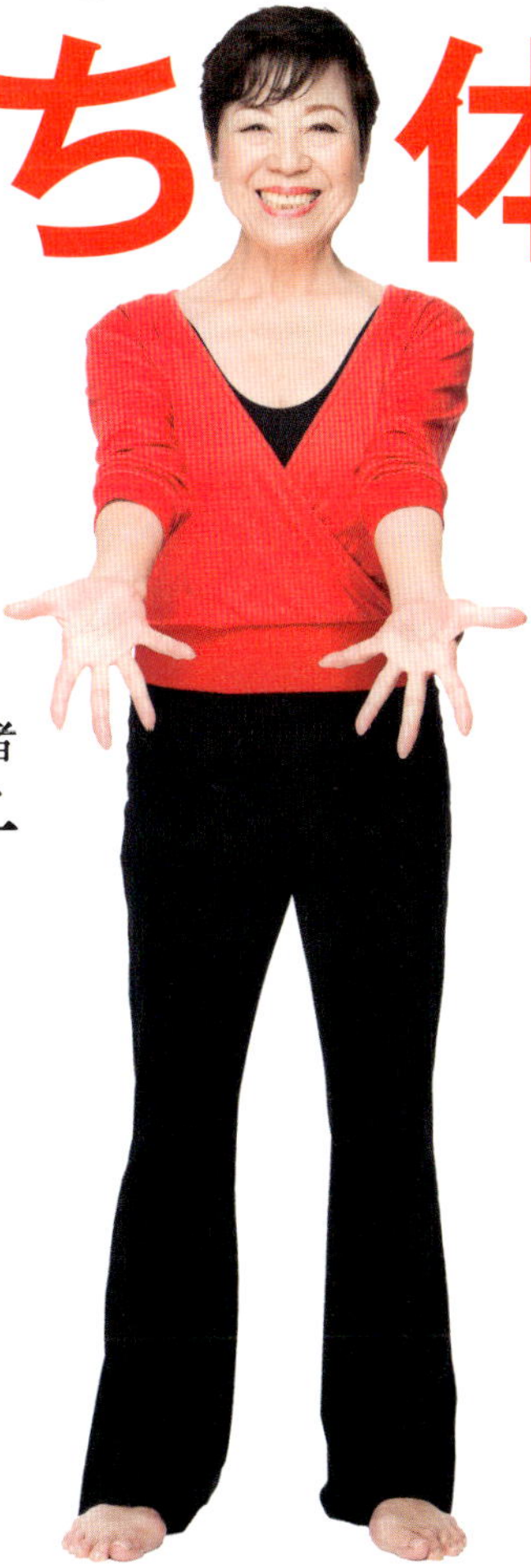

「きくち体操」創始者

菊池和子

宝島社

はじめに

脳を使って体を動かすのが「きくち体操」です

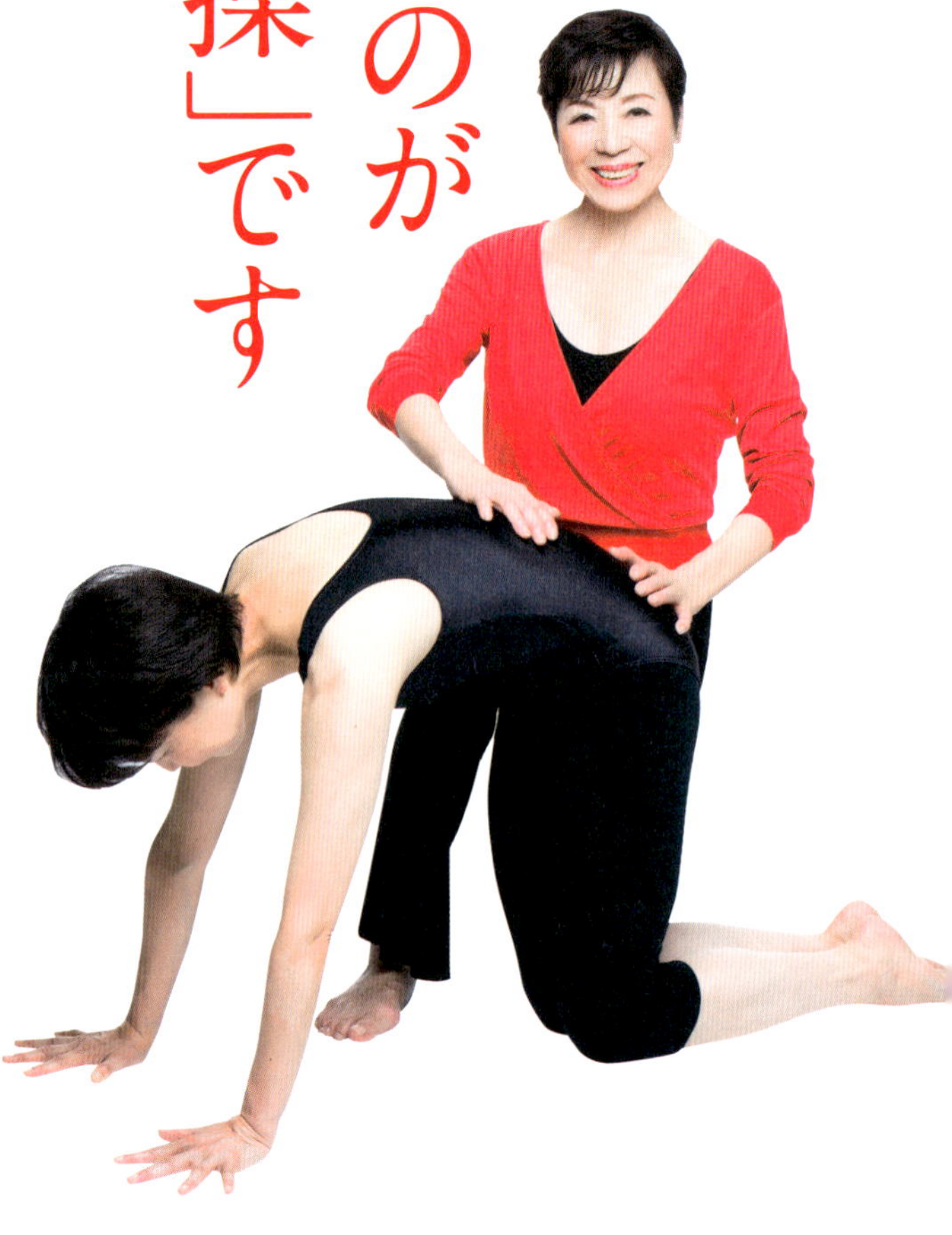

脳を使って体を動かすってどういうこと？

「脳を使って体を動かす」といっても、ピンとこないかもしれません。体をちょっとでも動かすときには脳からの指令が必要ですから、わざわざ脳を使うってどういうこと？と思うかもしれません。

私たちは、やり慣れていることやくり返し行うことは、ほとんど脳を使わなくても無意識のうちに行えます。けれども、あえて意識的に脳を使うことでどんどん脳が活性化するのです。

ここで脳を使って体を動かすことを体験してみましょう。その場で手を握ってグーにしてください。いま、手の形はグーになりましたね。

今度は意識を向けて手の指にぐっと力を入れて思いっきり握ってみてください。指先に力が入り、手首の腱が浮き出て、ひじ下も二の腕も、肩まで力が入るのがわかりますか？　これが脳を使って握るということです。

脳は体を動かす指令を出すだけでなく、体が動いたことも感じます。この2つの働きを存分に使うために、「きくち体操」ではゆっくりとていねいに体を動かします。

たとえば手の指を握るときは、頭の中で「指先まで力を入れる！」と意識を集中させると同時に「力が入って爪が白くなっている」「爪が手のひらにくいこんでいる」「腕まで力が入っている」と感じとるのです。このとき、「手の指をただ握る」だけでは活性化しない脳の部分まで使うことができます。

「きくち体操」ではこの動きを何回やるという目安もありません。回数をこなすときには脳は数を数えることに夢中になってしまいますし、脳と体のつながり方は人によって、あるいは体の部分によって違うからです。脳をうんと使って3回やれば十分な場合と、何度もくり返しやってみて、はじめて脳が使えた、体も十分に動かせたと感じる場合があるからです。

回数にこだわるのではなく、動かしている場所に意識を向けたり、そこで起きている変化を感じとることのほうがよっぽど大切です。よくなったと感じとれれば、喜びがわいてきます。脳から指令を出して体が動き、動かしたところから脳に刺激が戻ってくる、この往復が脳を成長させるのです。

足の指を使って立っていますか？

「きくち体操」を素足で行うのは足の指の感覚をはっきりとさせるためです。

足の指を実際に握ることもありますが、人が立つときには足の指をしっかり使って踏ん張ることで、ひざがのび、股関節に刺激が届き、おしりの筋肉に力が入り、お腹に力を入れて上体を支えることができます。この感覚を鈍らせないために、必ず素足か五本指ソックスをはいて行います。

そしていつでも気づいたときにやることで、脳は活性化します。脳は使った分だけ成長するのです。逆に使わなければ働きが悪くなります。少しでも時間があれば、いつでも脳と体を動かして昨日より今日、今日より明日と脳と体を成長させていきましょう。

はじめてやったときは手の指先にまるで力が入らなかったけれど、続けるうちに筋力がついて少しでも力が入るようになったと感じられれば、それは脳が活性化した証しです。いつまでも自分らしくいるために、脳と体を使い続けていきましょう。

「きくち体操」創始者
菊池和子

体操なのに脳も顔もかがやく──これが「きくち体操」です

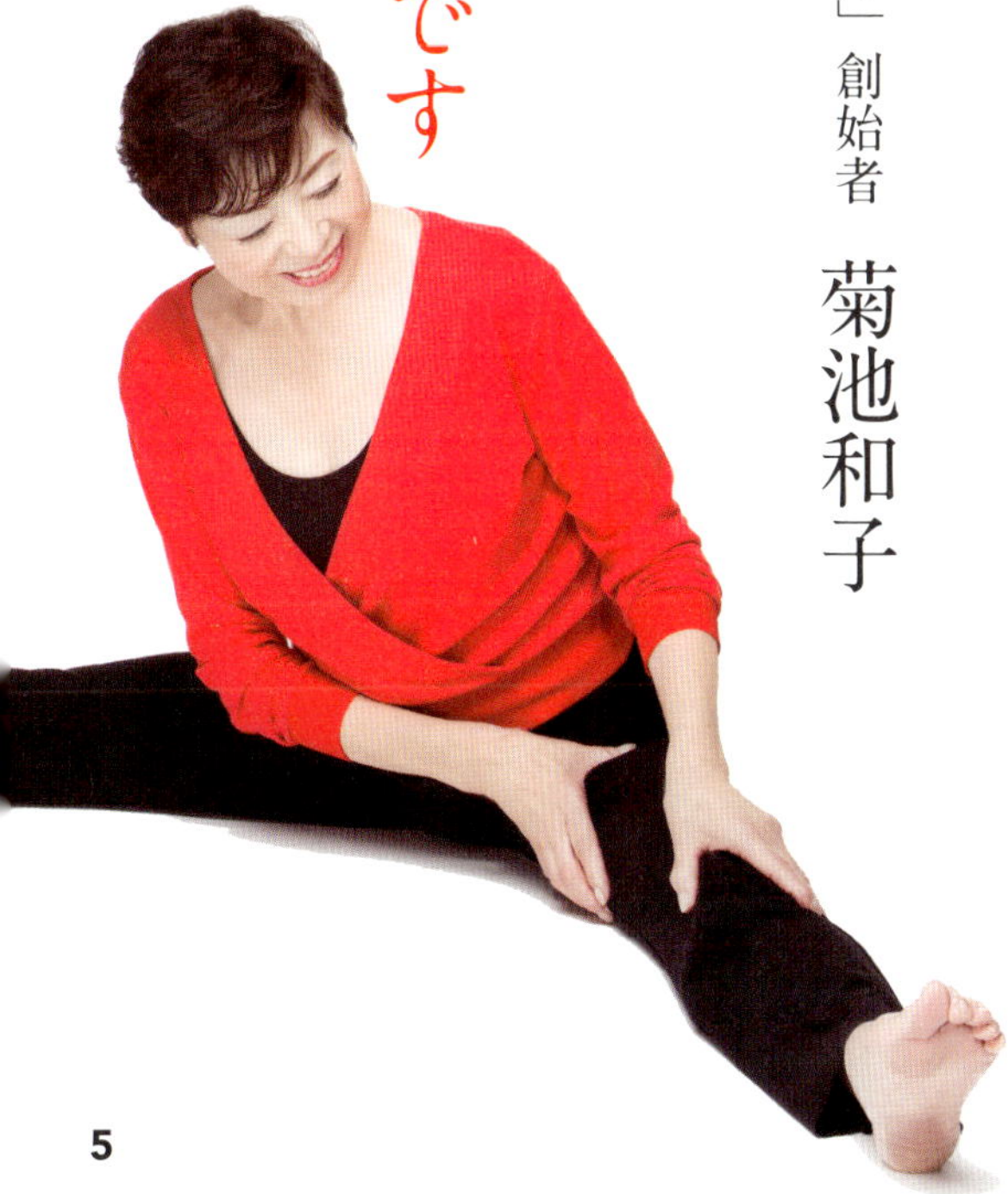

物忘れ・認知症を撃退！ **脳がよみがえる きくち体操**

もくじ

「きくち体操」で脳がよみがえる理由

体操で体が元気になるのはわかっても、なぜ脳までよみがえるのか？「きくち体操」が、体だけでなく脳も元気にする理由を解説します。

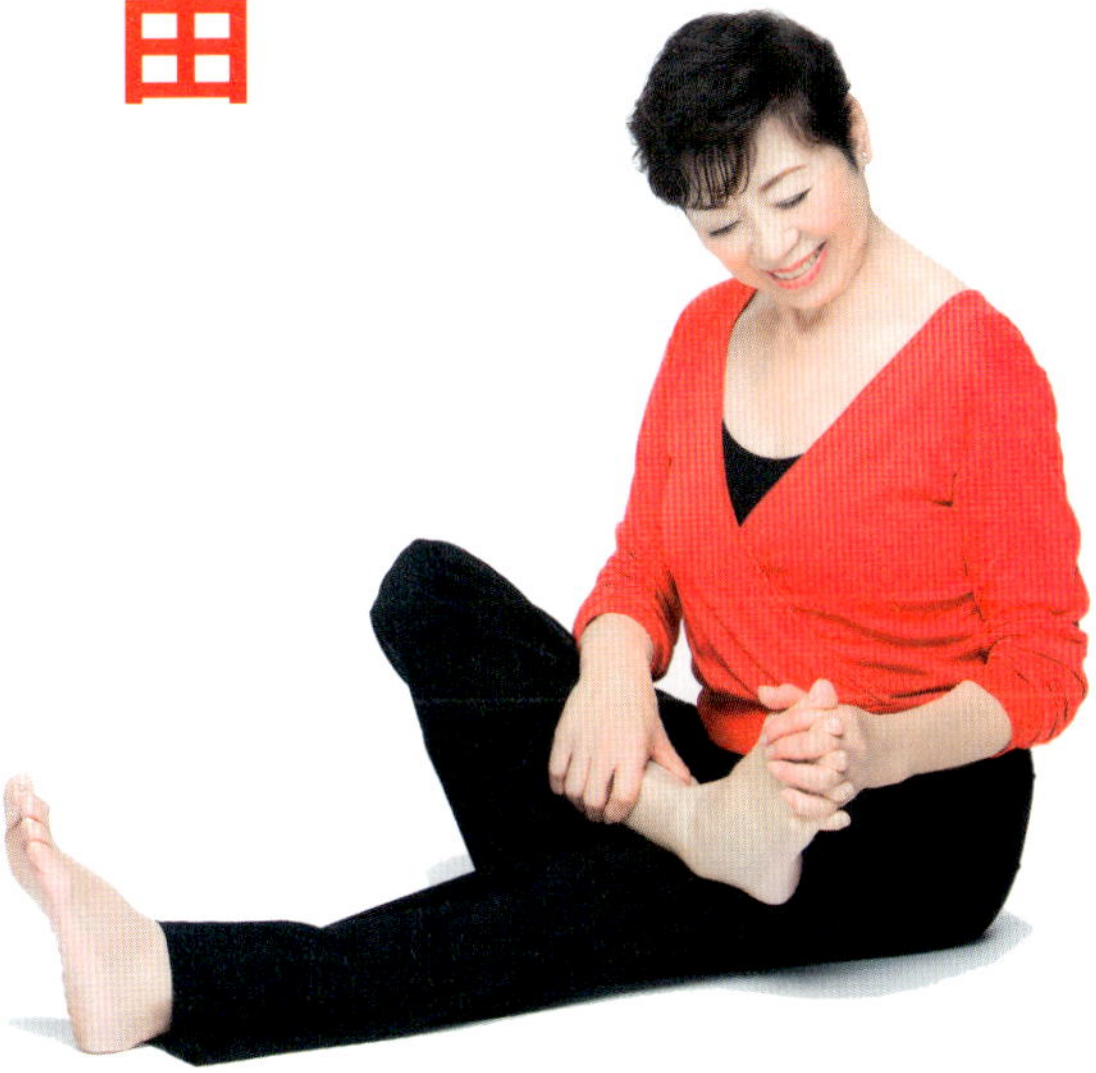

脳と運動の深い関係

自分の体を知る

「脳を使って体を動かす」とはどういうことでしょうか。たとえば、ふだんは無意識に呼吸をしていますが、深呼吸のときは、意識的に空気を吸い込もうとします。肺が広がっていくのも感じとれます。これが脳を使って、自分で呼吸をしたということです。

「きくち体操」では、無意識にただ体を動かすのではなく、脳を使って体を動かすことを50年余り前から実践してきました。運動と脳の関係については、脳から指令を出して動くだけでなく、動いた体の部分からさらに刺激が脳に戻る双方向で、脳と体が活性化することが最近言われており、「きくち体操」でもその実例は数多くあります。「きくち体操」は、どの動きも脳を使いますが、この本ではわかりやすく6つに分けて動きをご紹介していきます。

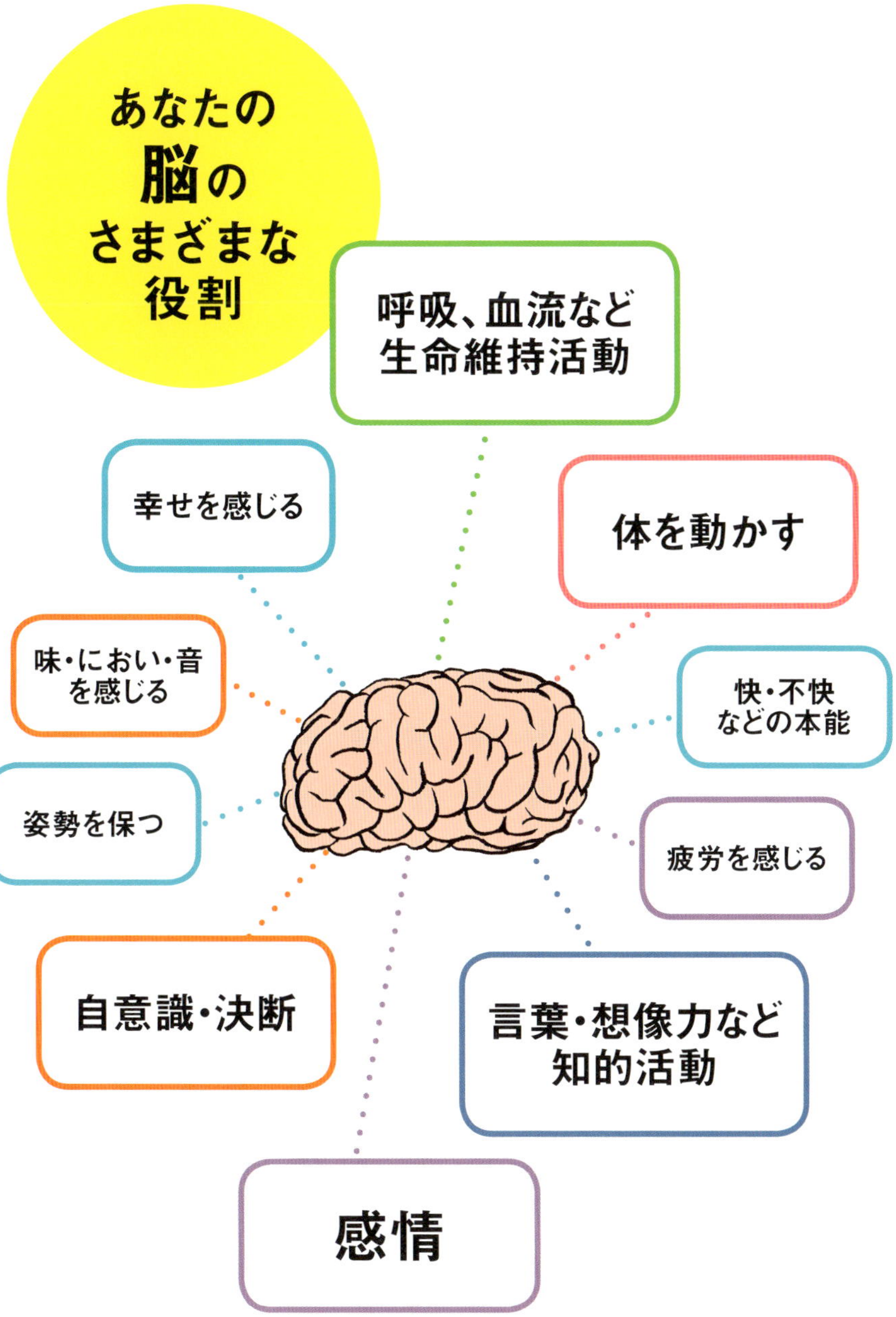
あなたの脳のさまざまな役割
呼吸、血流など生命維持活動
幸せを感じる
体を動かす
味・におい・音を感じる
快・不快などの本能
姿勢を保つ
疲労を感じる
自意識・決断
言葉・想像力など知的活動
感情

脳を使って体を動かすために大切なこと

動かす部分に意識を集中する

自分の体の変化に敏感になる

感じとりながらゆっくり、ていねいに動く

素足で行う

脳が使えたと思うまでくり返す

気がついたらいつでもやろう！

体と脳のつながりがわかる「きくち体操の腹筋」をやってみよう

それぞれの人が生活の中で「己の分」をわきまえていた昔と比べ、いま「自分を知る」という社会的環境がほとんどなくなりました。それに反比例して心や体の不調や認知症が増えてきたように思います。「きくち体操」では体操を通じて自分と向き合い、自分の体や心のあり方を認識することも目的のひとつです。それによって脳と体がしっかりと通じ合うことができます。体を鍛えるだけの体操との違いはそこにあるのです。

きくち体操の腹筋

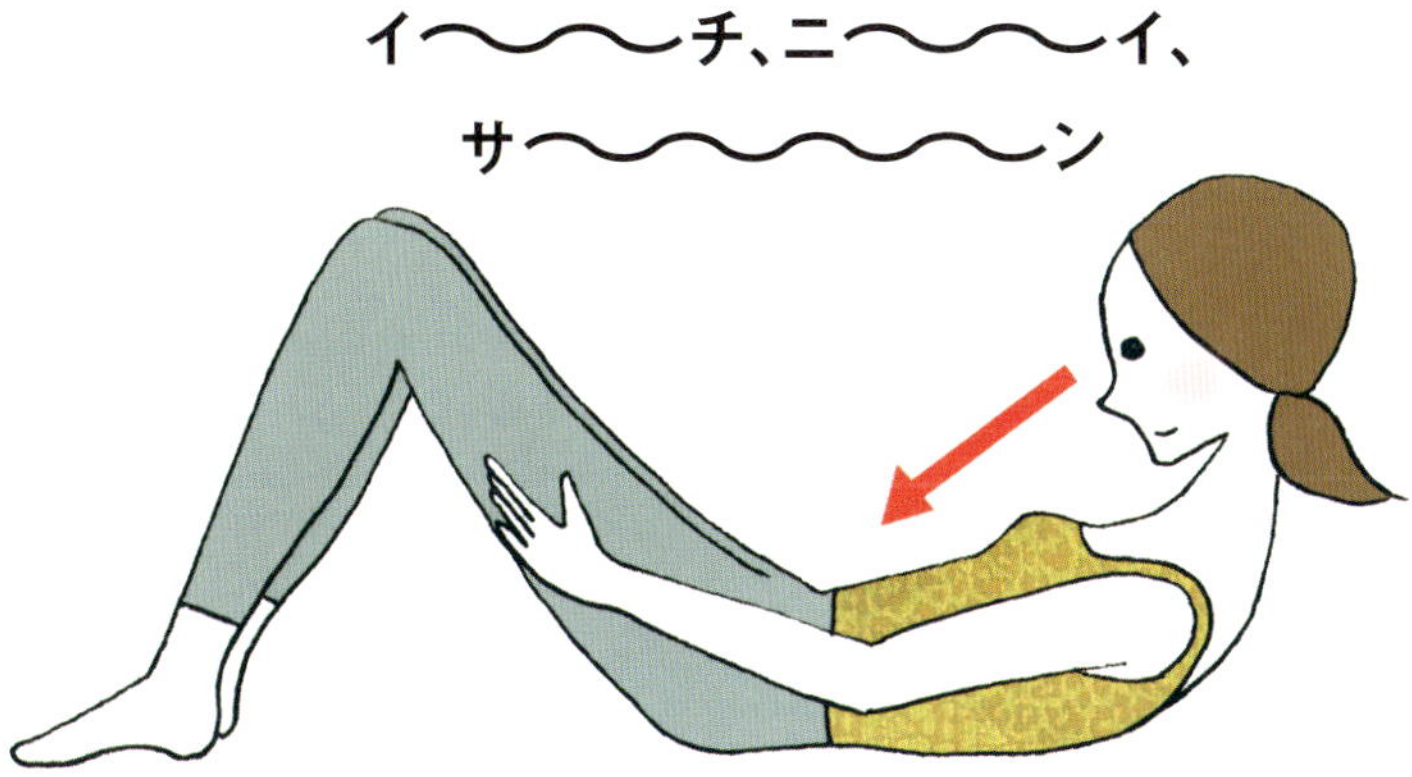

回数よりも脳につなげること。
そうすれば自分の体が理解できます。

きくち体操の腹筋

お腹を引いておへそを見る

腹筋の動きは全身の筋肉を使います

あお向けに寝て、ひざを曲げ、足の裏全体をしっかりと床につける。両ひざを寄せ、頭を起こしておへそを見る。反動をつけずにお腹にぐっと力を入れて引っ込めたまま、ゆっくりていねいに頭を起こす。このとき、肩や手に力が入らないように気をつける。お腹の筋肉が十分に使えたと感じた

1 **ひざ頭をぎゅっと寄せる。おしりの筋肉を寄せる。**

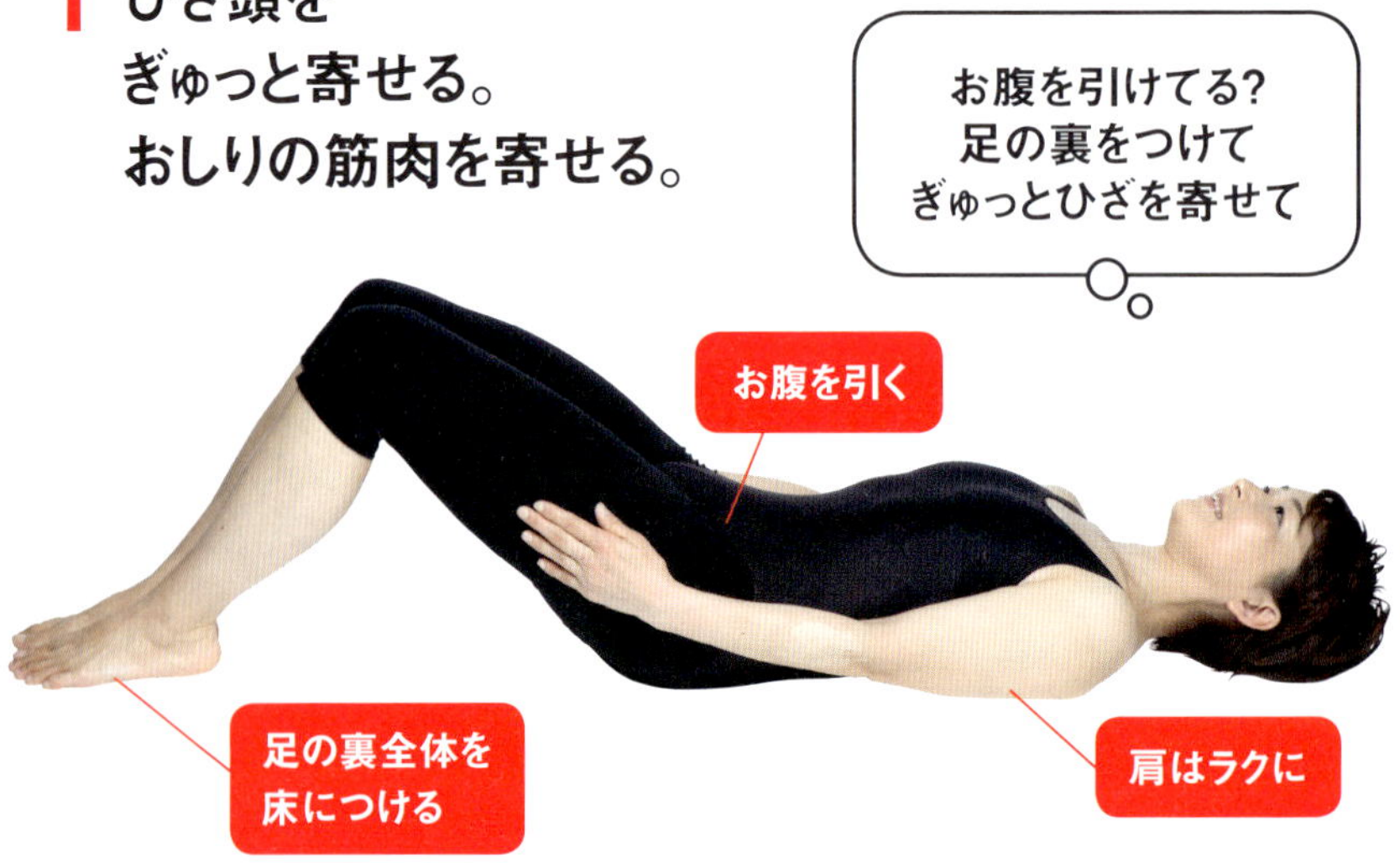
お腹を引けてる?
足の裏をつけて
ぎゅっとひざを寄せて
お腹を引く
足の裏全体を床につける
肩はラクに

らゆっくりと1に戻ってくり返す。

これは「きくち体操」でもっとも大切な動きのひとつです。瞬間的に反動を使って頭を起こすのではなく、お腹の筋肉を使っていることを感じ、おへそを見ながら、ゆっくり頭を持ち上げます。このとき、頭の中では「お腹を引いて」「首や肩は力まない！」「おしりの筋肉を寄せて」「足の裏全体で踏ん張る」「ひざをしっかりと閉じる」など、いろいろな部位の脳を使いながら行います。おへそを見るのは、腰を痛めないためです。顔を前に向けながら行うことを守ってください。脳をじっくり使ってお腹の筋肉を育てましょう。この動きだけは、毎日気がついた時にいつでも、3回でも5回でも行っていきましょう。

2 頭をゆっくりていねいに起こす。じゅうぶんに腹筋が使えたと感じとれたら、3秒数えて、ゆっくり戻る。

首に力を入れないで！お腹、頑張れ！
おしりを寄せるとやりやすい
目はおへそ
お腹は引いたまま
足の裏は床につけたまま
肩や腕はラクなまま！

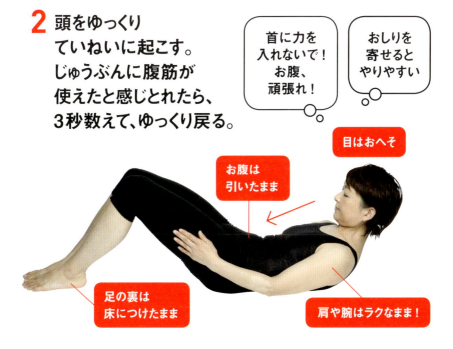

動かすことを通して自分を知る

体を動かして、自分の体を感じることができるのは本人だけです。痛みも心地よさも、他人は外から形を見ることはできますが、感じることができるのは、本人だけです。

体はあなたそのものです。動かすことで「これが私だ」と感じとることができないと、体をモノのように扱って、無理に鍛えて傷めたり、逆にほったらかしにして弱らせてしまったりします。

足を動かす時には、「この足で今日も歩いた。これからもこの足で歩いて生きていく」、手を動かす時には、「毎日この手で色々な日常の動作ができている」、というように、自分の体を大切に思い、慈しみながら動かすのです。動かすことで自分を感じとれれば、「今、この体で生きている」と、実感することができます。「きくち体操」は、動かしながら、自分の心と体の状態に気がつくことを目的としています。それができれば気持ちを前向きにしていけるし、いくつになっても、少し痛い所や傷ついた所があっても、自分でよくしていくことができます。

腹筋は、自分自身に気がつく動き

腹筋は、全身の要です。

腹筋がしっかりしていれば、脚にもおしりにも力がつきます。背骨を支えていくのにも、頭を持ち上げるのにも、すべて腹筋の力が必要です。

一般的な腹筋運動は回数を気にしながらやるので、自分の体と向きあう暇がありません。また、

回数がたくさんできれば、筋肉が強くなったと思っていませんか?

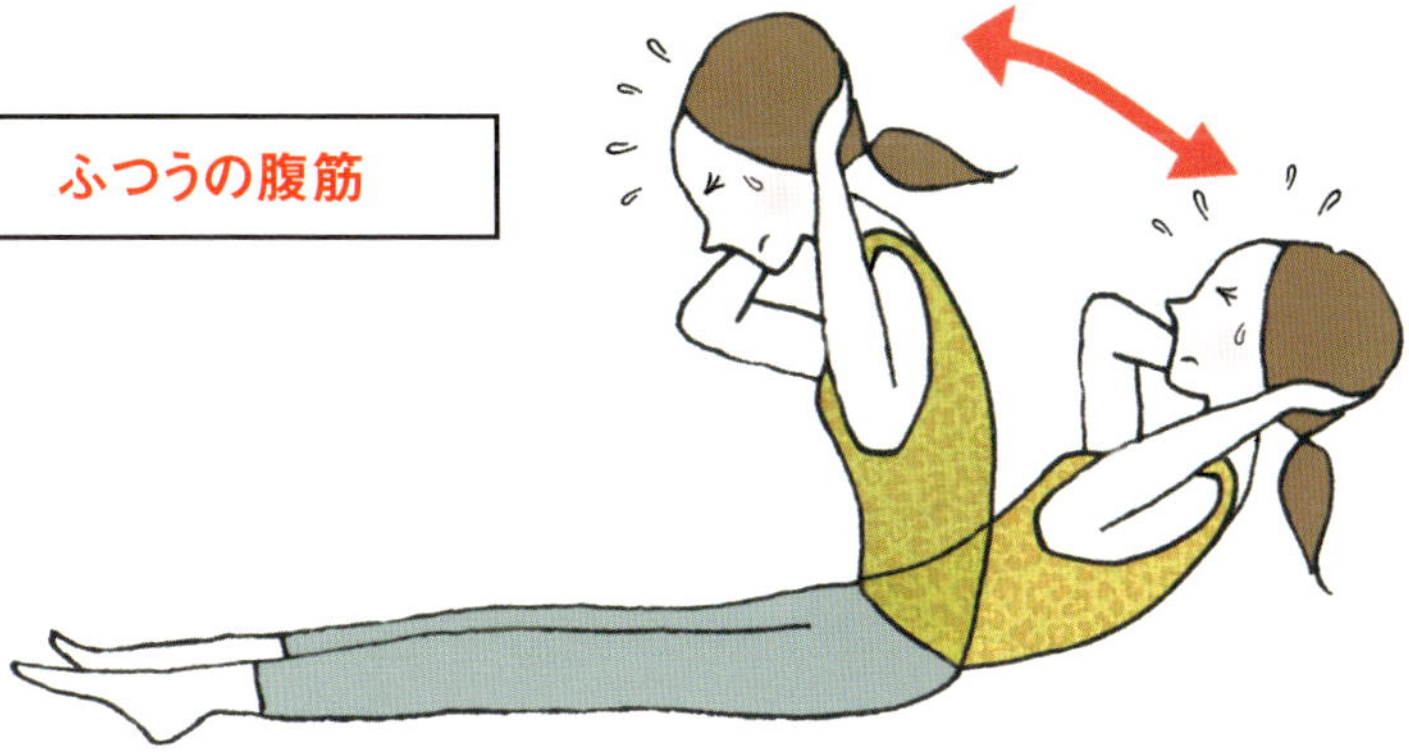
1・2・3・4………
…………50!
ふつうの腹筋

スピードをつけて反動で起き上がるやり方では、肝心の筋肉は意外に使われず、必死のあまり頭が真っ白になってしまったり、関係ないことを考えていては、脳と体をつなげることができません。

しかし、腹筋運動をする時に、脳を使えば効果は倍増します。「きくち体操」の腹筋では、「お腹を引く」「おしりの筋肉をぎゅっと寄せる」などと自分の体に意識を向けることができれば、完全に頭が持ち上がらなくても大丈夫。意識をして動かした部分が活性化しますから、脳と体が育っていくのです。

ここで、脳を活性化できるか、より体をよくしていけるかどうかは、自分自身にどれだけ向きあえるかにかかっています。

脳も体も元気になった7人の体験談

やってよかった「きくち体操」

ほかの運動とはまったく違う体操

20代後半から水泳や筋トレ、ヨガ、ジョギングなどの有酸素運動をやっていました。「きくち体操」は4年前に友人に教わり、早速本を見ながら見よう見まねでやってみたら肩こりが楽になったのです。調べると家のそばに教室があったのですぐに入会しました。

「きくち体操」は、ほかの運動とはまったく違います。1時間半ほど体を動かすと目はパッチリ、頭はスッキリ。筋トレやジョギングならば、1時間半やるとへたれます。筋トレでは筋肉痛にならないのに「きくち体操」をやると筋肉痛が出ます。

私にとって「きくち体操」はもう生活の一部。気づいたときに足首を回したり、手を背中で組んだりしています。歩くときも立つときも「お腹を引き締めて……」な

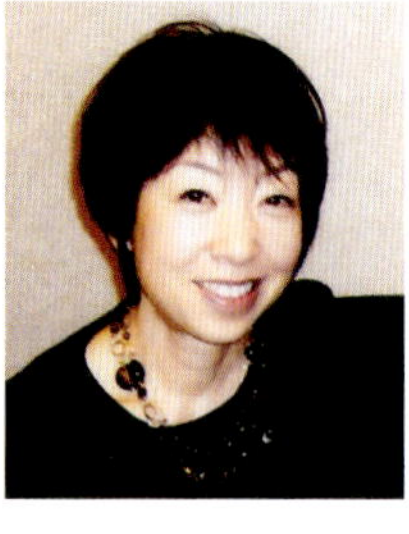

坂入 ゆり子さん 58歳

んて意識することがクセになりました。教室に通えなくても、本を見ながら体を動かすと、効果を実感できると思います。

パーキンソン病の進行が遅くなり、前向きになれた

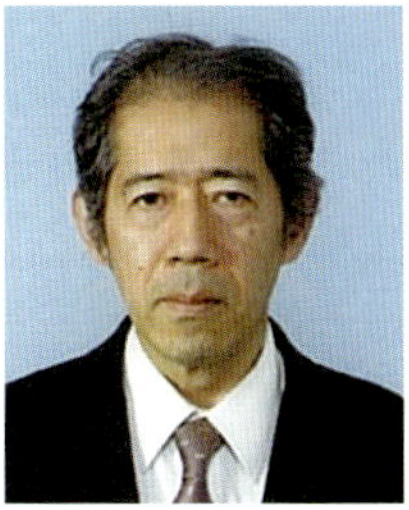

吉岡 健さん 55歳

2年半前にパーキンソン病と診断されました。その頃、菊池先生の『いのちの体操「きくち体操」奇跡の実例』(宝島社新書)を読み、パーキンソン病の患者さんが「きくち体操」でよくなったという話を知って入会しました。菊池先生の教えを知ってからは、薬に頼らずに自分の力で調子を整えることに努め、その結果、病気の進行がゆるやかになっている気がします。

最初のうちは体操が習慣づかずに面倒でサボってしまうこともありましたが、体操をしたほうが楽に体が動くことに気づくと、自然に続けられるようになりました。また、気持ちも明るくなり、療養を兼ねて温泉旅行などにもどんどん出かけています。パーキンソン病は気持ちの持ち方が体に影響を与える病気です。病気だからといって身構えることなく、前向きにポジティブに物事を考えることで、体が動いて

くれるようになるのです。「きくち体操」はそういった考え方ができるようになるきっかけだったのではないでしょうか。

3階の自宅への階段もするすると上がれる

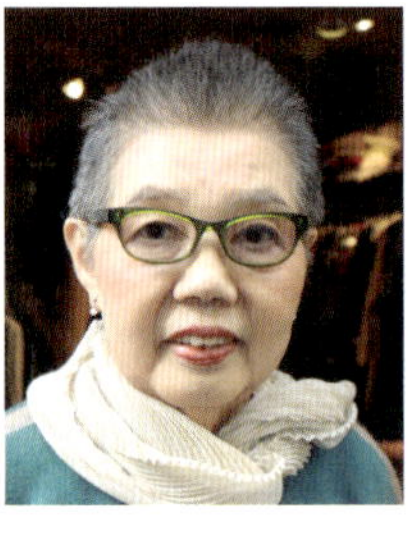

降矢 美佐子さん 83歳

近所に「きくち体操」の教室ができてから8年くらい通っています。教室が近所にあるため、起き抜けのぼんやりした状態で出かけるのですが、体操をし終ると頭のモワモワーッとした状態がなくなります。体操をすると、マンションの3階にある自宅への階段もするすると上り下りができます。20代から悩んでいた貧血も治りました。春先に陽気が悪かったせいか、少しめまいを感じて病院に行きましたが、MRIなどすべての検査で問題なし！　骨粗しょう症や他の数値も全部よかったのです。

私は菊池先生の2歳年上でもう60年以上、洋装店を経営しています。生涯現役で好きな仕事を続けるためにも、体のメンテナンスは欠かせません。人にやってもらうのも大事だけれど、やってもらうだけではだめ。自分が率先して動かさないと健康にはなれないと思います。お医者様からは「転ばないよう、杖をつきなさい」と言われますが、使う気がしません。だって、全然足がフラフラしないですから。

半年で、うっかりやもの忘れが改善した！

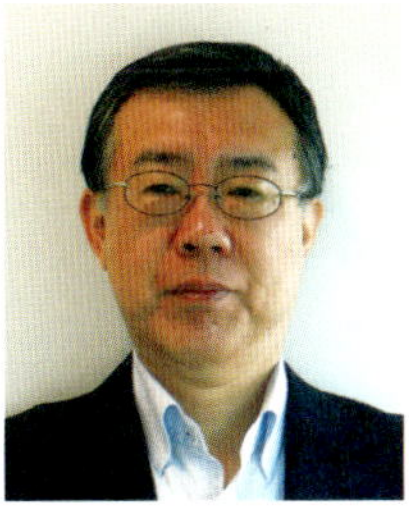

両國 大輔さん 60歳

50歳を過ぎてから記憶力が衰えてきたことを自覚し始め、55歳を超えるとそれが進んできました。人の名前を思い出せなくなったり、仕事のことでもメモをとらないと忘れたりすることが多かったのですが、「きくち体操」を始めて半年くらいでそれが止まりました。もともと、体を動かせるものを探していてこの体操に出会い、3年前に入会したのですが、「きくち体操」で筋力がついてきたので、翌年には剣術も始め、いまはどちらもやっています。

じつは私は猫背だったのですが、続けていくうちにそれも改善されてきました。家族や周囲の人からは、姿勢がよくなったと言われます。外からはわからないかもしれませんが、自分では内面に活力が出てきたように思います。剣術と「きくち体操」の両立は少し大変なこともありますが、体が疲れているときこそ、「きくち体操」

をするようにしています。体操をしていたほうがかえって疲れがとれます。これからも続けていこうと思います。

気力がわいて難しいことにどんどん挑戦

私はホルモンバランスが悪かったのか、初潮を迎えた13歳から50年近くの間、頭がボーッとしている状態で過ごしてきました。ところが、「きくち体操」を始めて2年ほど経った頃、ふと頭がスッキリとしていることに気がついたのです。

最初は形だけをやっていましたが「脳につなげる」と意識をし始めてから、どんどん頭も体も働くようになったように思います。頭がスッキリとするのと同時に気力もわいてきました。いろいろなことに興味を持てるようになり、それまで「目が疲れるし、難しいからダメ」とあきらめていたパソコンにも、63歳で挑戦。教室に通い、かなり難しいことにもどんどんチャレンジしています。すぐに写真を編集して音楽をつけ、ショートムービーを作れるようになりました。記憶力も上がりましたし、集中力もついたのでしょうね。もっと早く「きくち体操」を始めていれば

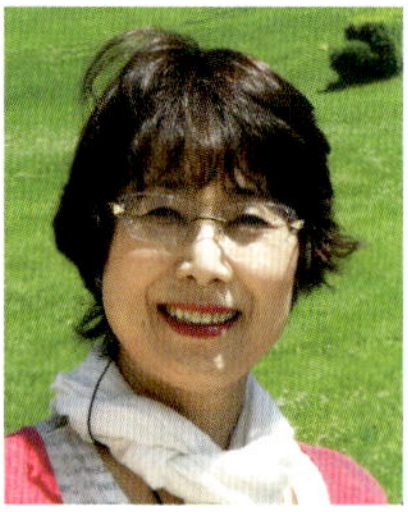

重信 幸代さん 63歳

……学生時代からやっていれば、もっと成績も上がったのに、なんて思います（笑）。

ヘルニアの痛みが消え頭もスッキリ

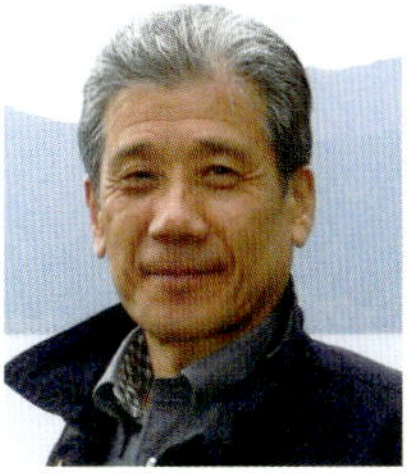

石田二郎さん 63歳

「きくち体操」を始めたきっかけは、椎間板ヘルニアです。腰が痛くてたまらず、医者には手術しかないと言われ、全国の整体師を巡っても治りませんでした。菊池先生の講演会で聞いた「人と比べない・脳とつなげる・筋肉を育てる」という言葉が心に残り、始めてみることにしました。男性はどうしても筋骨隆々の体にあこがれてしまうので、私も「腹筋200回！」などと張り切りすぎて失敗したこともありますが、「いま、腹筋をしている、ここに効いているぞ」と脳につなげるようになると、体がしなやかになり、どんどん反応するようになったのです。

現在、「きくち体操」を始めて13年目。どんなに忙しくても毎日、足首回しと腹筋はしています。体がしなやかになって10kgやせ、いまではヘルニアの痛みもありません。歩くときも自然と「お腹に力を入れて足を上げる」ということを意識できます。ぼんやりしなくなり、つまずいたり転んだりすることもなくなりました。

体操を始める前と後では頭の冴えが違う

僕は小学生の頃から肩こりがひどく、親に連れられてマッサージに通っていたほどでした。確かにその場はよくなりますが、完治しないままでした。さらに20歳でぎっくり腰を経験。立てないほどの腰痛を経験し、あらゆる整体師のもとに通いましたが、やはり一時しのぎにしかなりません。腰痛が治らず悩んでいたところ、さきに「きくち体操」に入会していた両親のすすめで始めることにしたのです。当時、23歳と若かったこともあるかもしれませんが、1〜2回授業を受けただけで、よくなったことを実感しました。現在、腰痛はほとんどありません。筋肉や関節を意識し、脳に伝わるように全身を動かすので、体操をする前と後では、頭も冴え、体から活力がみなぎってくる気がします。週に1度、教室で体操をすると、より脳がしゃっきりして一週間の疲れがリセットされます。始めて7年経ったいま、僕にとって最高のリフレッシュ方法になっています。

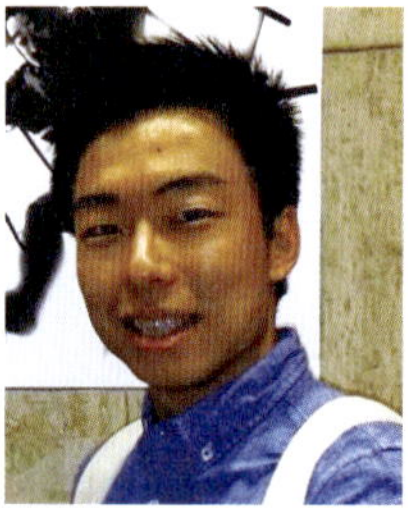

茂木 康之介さん
32歳

脳がよみがえる「きくち体操」を始めましょう

ここからが本番です。
さっそく体を動かしてみましょう。
毎日少しでも続けることで、
自分の体と脳を育てていきましょう！

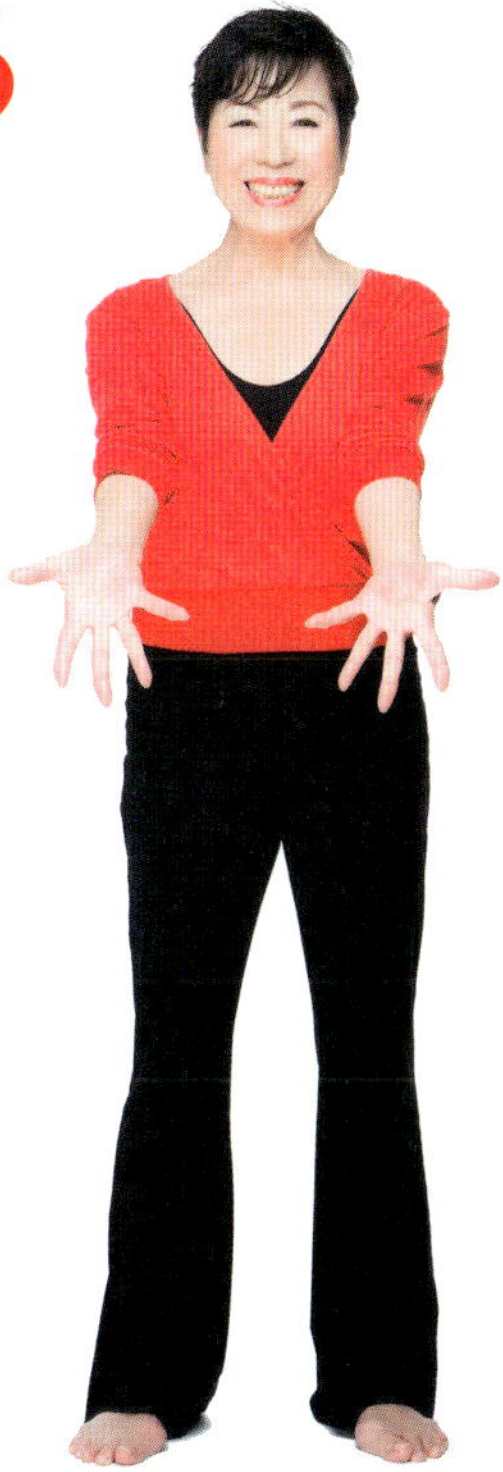

ページの見方

一見かんたんそうでも、
気をつけるところがいっぱいの「きくち体操」。
これから紹介していく動きのページでは、
ポイントを、このようにまとめています。

この部分に気をつけて
姿勢のポイントなど

脳活効果に差が出る！
動きながら、頭の中で考えること

これが目印！
このページで行うこと

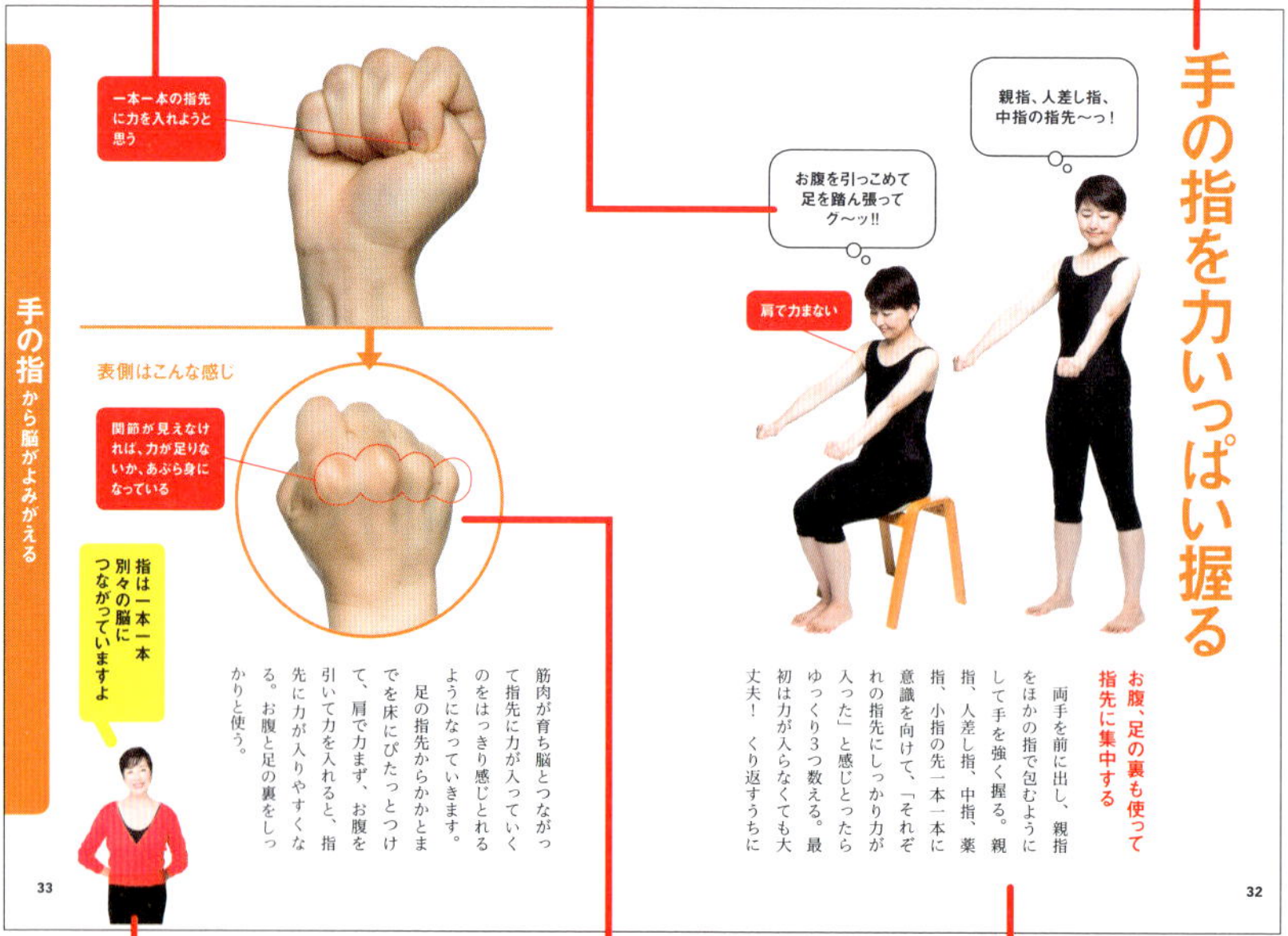

脳にひびけ！
菊池和子先生のワンポイント

効果アップのために
合わせて注意、挑戦すること

やり方を理解するなら
詳しい解説

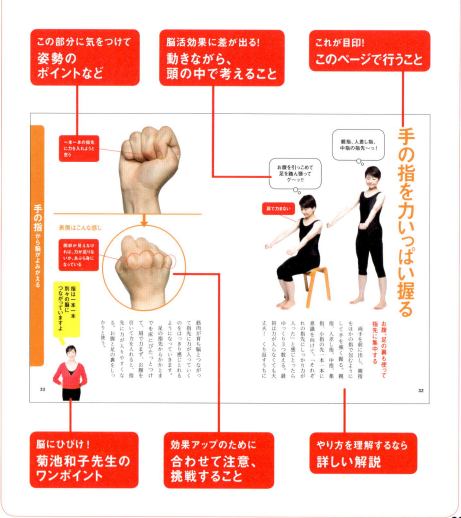

思い通りに動けば頭がスッキリ!

手の指から脳がよみがえる

指を動かすことで頭がスッキリする

指先を動かすとそれが神経を通じて刺激となって脳に伝達されます。このことが脳によい影響を与えるということはよく言われています。そのため、認知症の予防になるということで、指先を使う作業を高齢者にすすめているところも多いようです。

しかし、「きくち体操」では「指全体が脳」と考えています。手と指にしっかり意識を向けて動かす動きで、より一層脳を活性化しています。いままで、ぼんやりとしていた人、記憶力や思考力が落ちてきた人でも大丈夫。続けていくと、頭がハッキリしてくることに気づくはずです。

動かし方はシンプルですから、誰でもいつでも意識を向けることで脳を活性化することができます。

しかし、なんとなく形だけで動かしていたのでは効果はありません。意識して指一本一本の先につながる脳を使いながらしっかりと動かすことが大事です。

うまくできないときは指の状態を一本ずつ確認

指は、その日によって動かしにくかったり、関節が痛かったりします。昨日はしっかり動作ができたのに今日はやりにくいということもあります。生きているのですから毎日、体は違っていることに気づきましょう。また「今日はイヤなことがあったなあ」など、関係ないことを考えていては効果がありません。まずは実際に指の動作を

動かしにくい指ほどくり返して。必ず指と脳はつながります

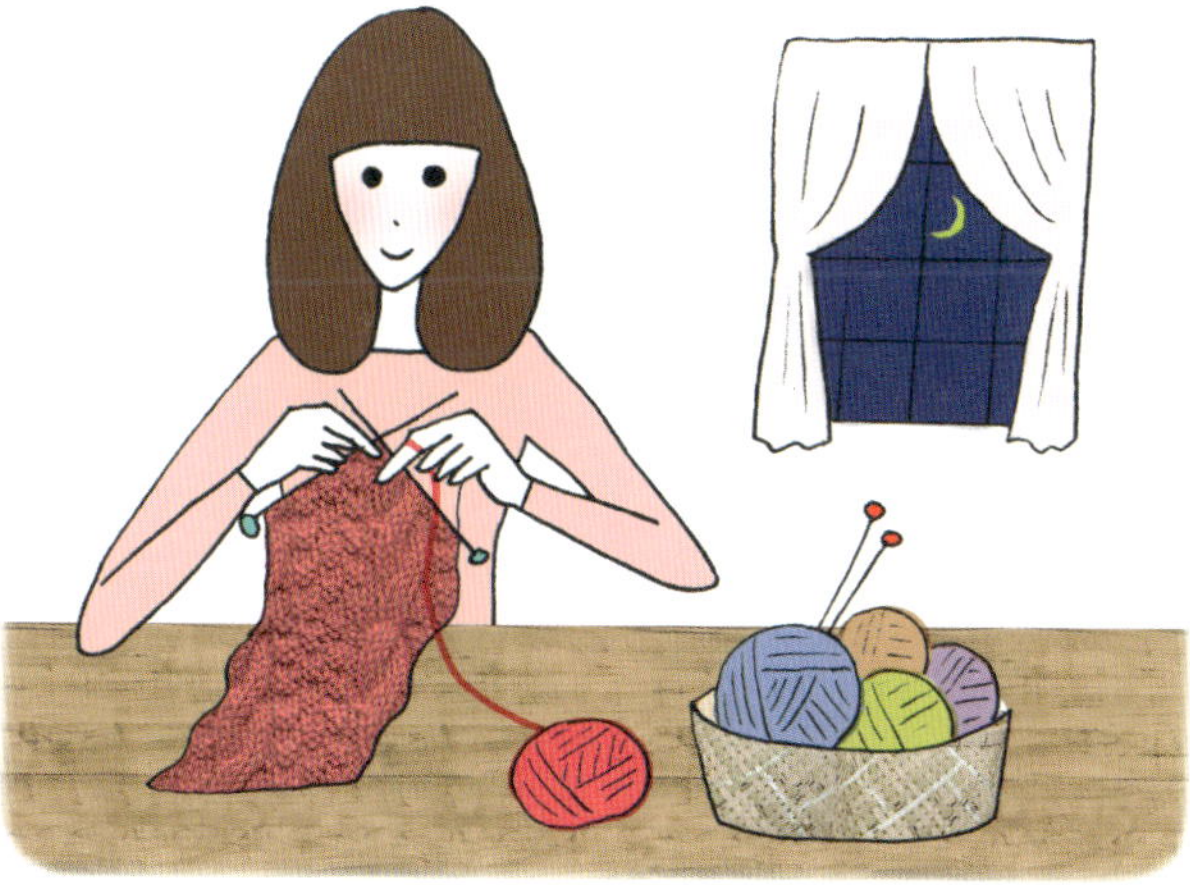

指先をただ動かすよりも、もっと効果的に動かす方法があります。

やってみてください。

「あれ、こんなに簡単な動作、すぐにできるはずなのにできない。おかしいな」

「昨日はできたはずなのに、今日はできなくなっている」

と思ったら、動かしにくい指ほど一生懸命集中して動かしていってみましょう。くり返しているうちに筋肉が育ち、必ず脳とつながってきます。指が動かせるようになったら、脳が活性化してバッチリ働いているということ。気分も頭もスッキリして、気力がわいてくるはずです。

手の指を力いっぱい握る

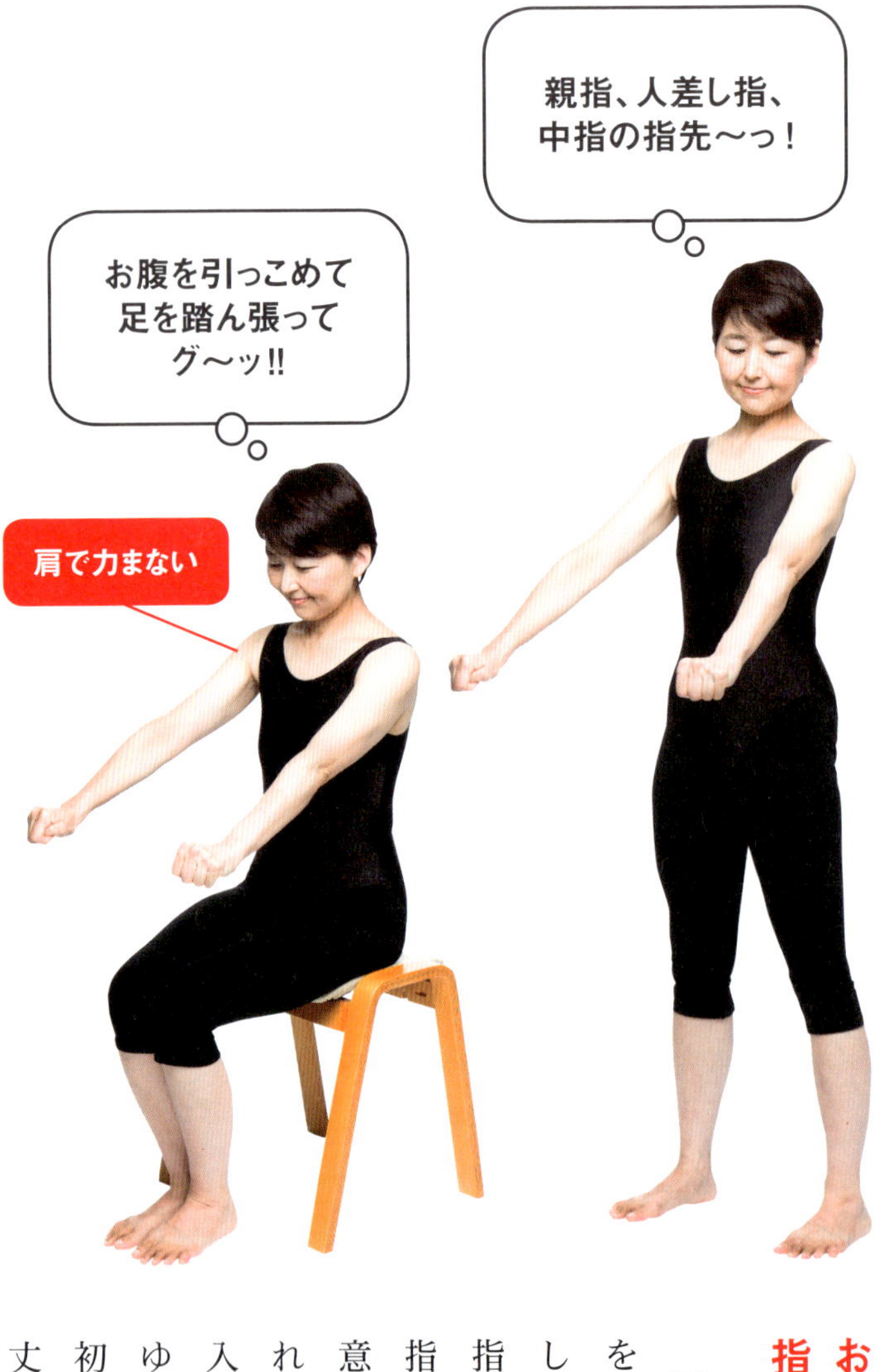
親指、人差し指、
中指の指先〜っ！
お腹を引っこめて
足を踏ん張って
グ〜ッ!!
肩で力まない

お腹、足の裏も使って指先に集中する

両手を前に出し、親指をほかの指で包むようにして手を強く握る。親指、人差し指、中指、薬指、小指の先一本一本に意識を向けて、「それぞれの指先にしっかり力が入った」と感じとったらゆっくり3つ数える。最初は力が入らなくても大丈夫！　くり返すうちに

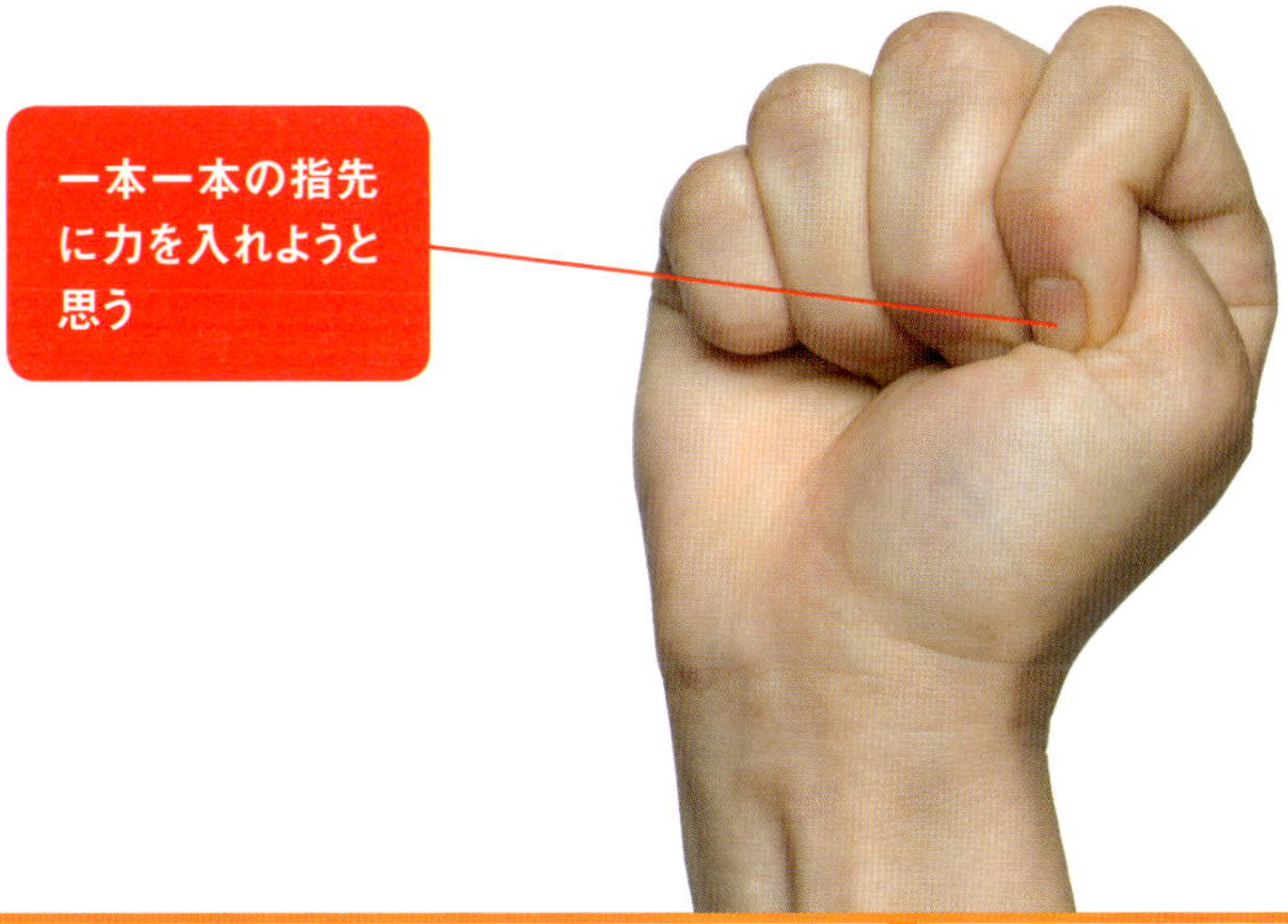
一本一本の指先に力を入れようと思う

表側はこんな感じ

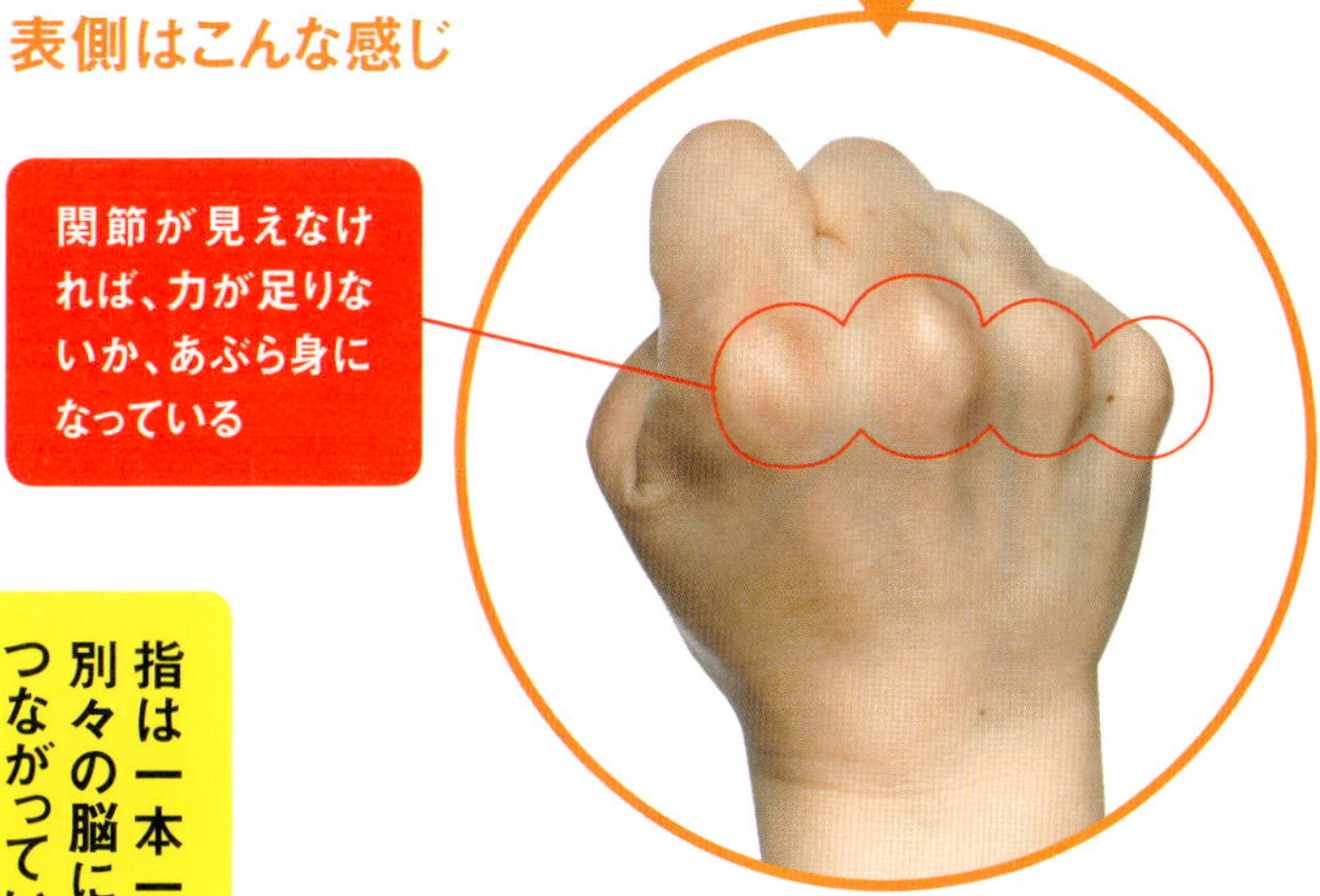
関節が見えなければ、力が足りないか、あぶら身になっている

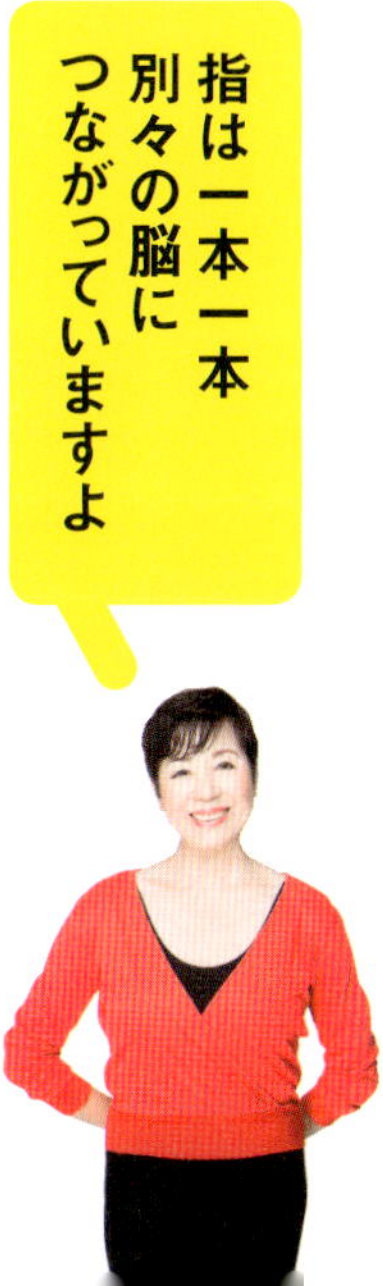
指は一本一本
別々の脳に
つながっていますよ

筋肉が育ち脳とつながって指先に力が入っていくのをはっきり感じとれるようになっていきます。

足の指先からかかとまでを床にぴたっとつけて、肩で力まず、お腹を引いて力を入れると、指先に力が入りやすくなる。お腹と足の裏をしっかりと使う。

手の指をしっかり開く

指と指の間を
広げる〜っ！
足の裏で踏ん張り
お腹を引くと
こんなに開く!!

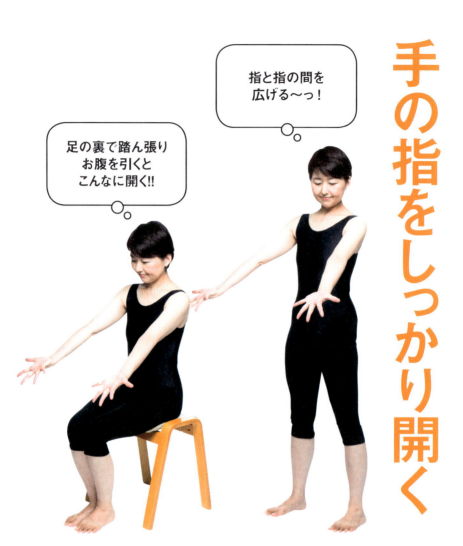

手のひら、指、指先に意識を向ける

両手を前に出して、手のひら、指、指先に集中して、指を思いっきり開く。一本一本の指の間をあけようと思って開く。それぞれの指先までしっかり力が入ったら、そのままゆっくり３つ数える。このときに指からつながる腕、肩、胴体の筋

手の指から脳がよみがえる

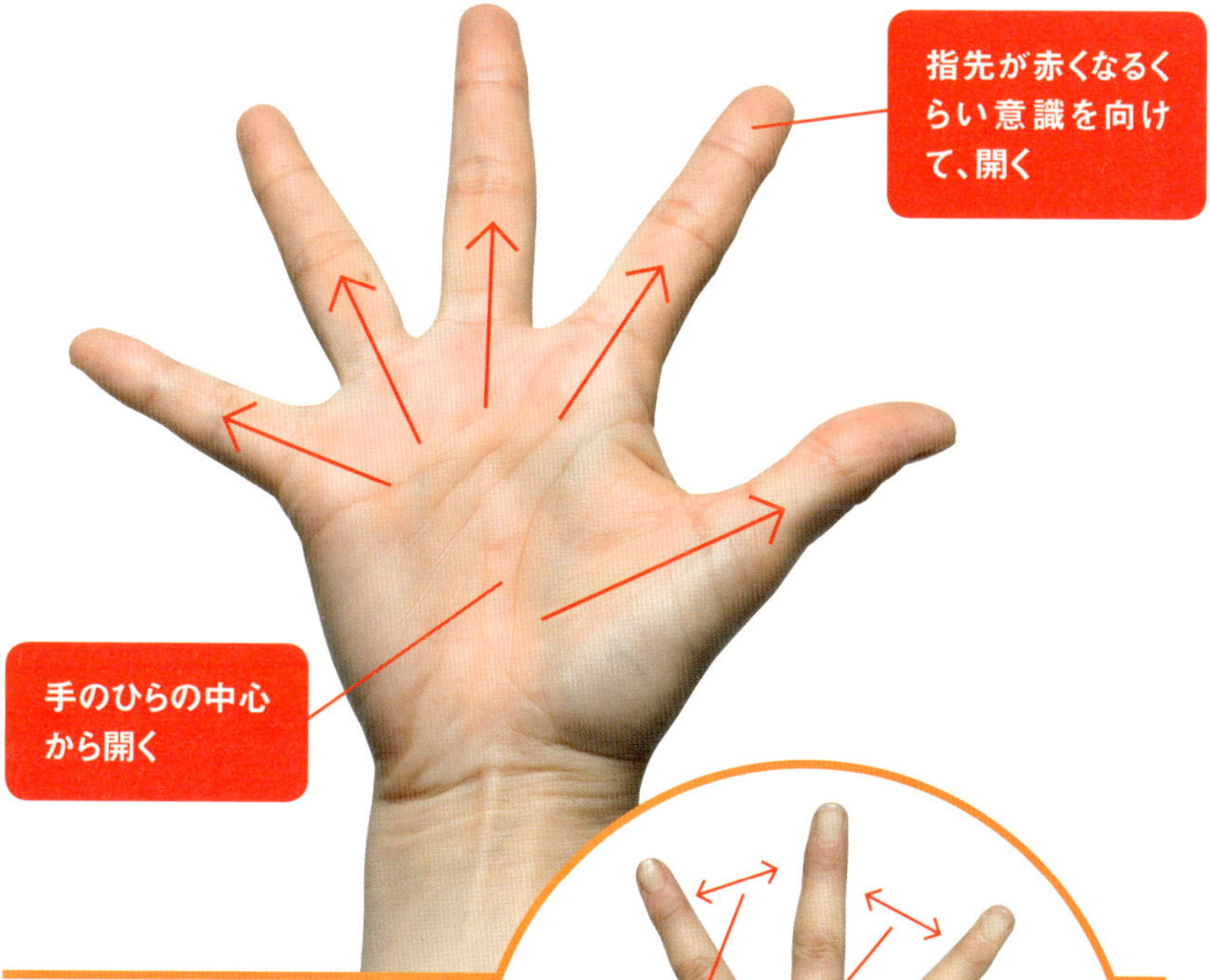
指先が赤くなるくらい意識を向けて、開く
手のひらの中心から開く

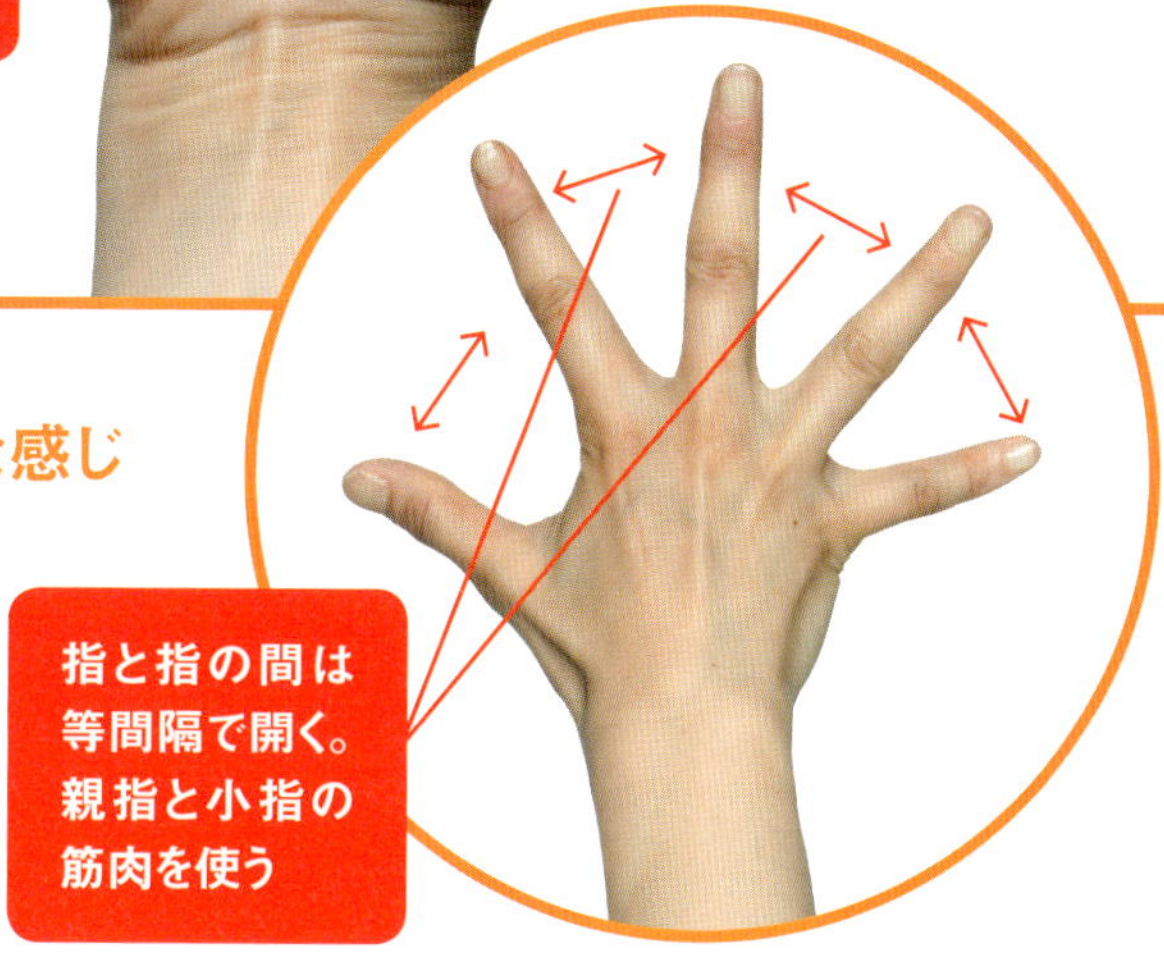
表側はこんな感じ
指と指の間は等間隔で開く。親指と小指の筋肉を使う

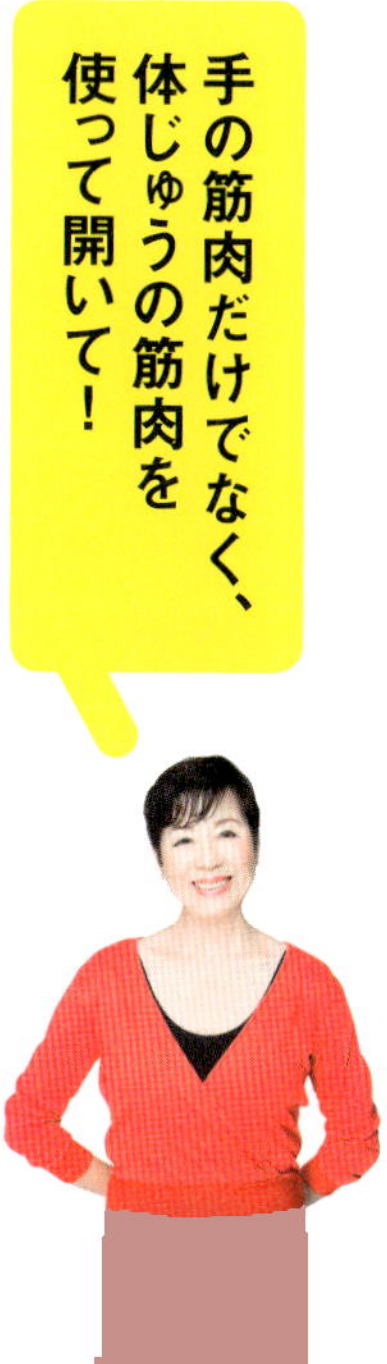
手の筋肉だけでなく、体じゅうの筋肉を使って開いて！

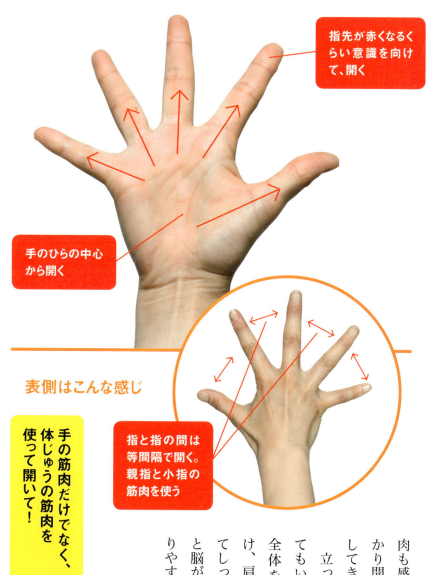

肉も感じとりながらしっかり開く。頭もはっきりしてきます。

立ってやっても、座ってもいいですよ。足の裏全体をぴたっと床につけ、肩を下げお腹を引いてしっかり開くと、指先と脳がつながって力が入りやすくなります。

手の指をとことんのばす

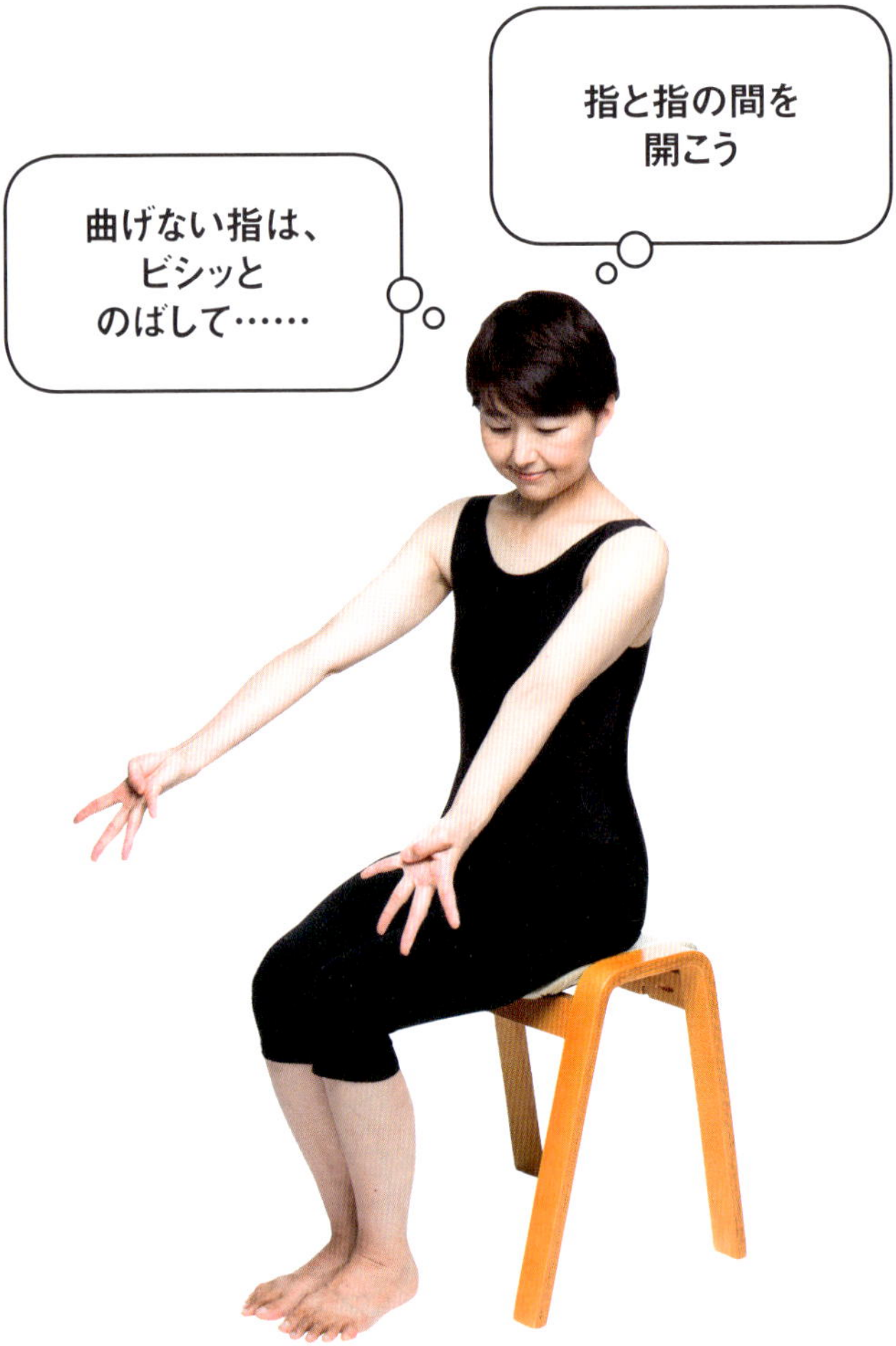
指と指の間を
開こう
曲げない指は、
ビシッと
のばして……

両手のすべての指を開き、親指を小指のつけ根におく。そして、残りの指を指先に力を入れてしっかり開いてのばそうと思う。

順番に人差し指、中指、薬指、小指を親指のつけ根におき、残りの指は開いてのばそうとしてください。うまくできなくても、「開こう」「のばそう」と思うことで脳が活性化します。動かす指が替わると、指と連動して動く腕の筋肉にも力がつきます。

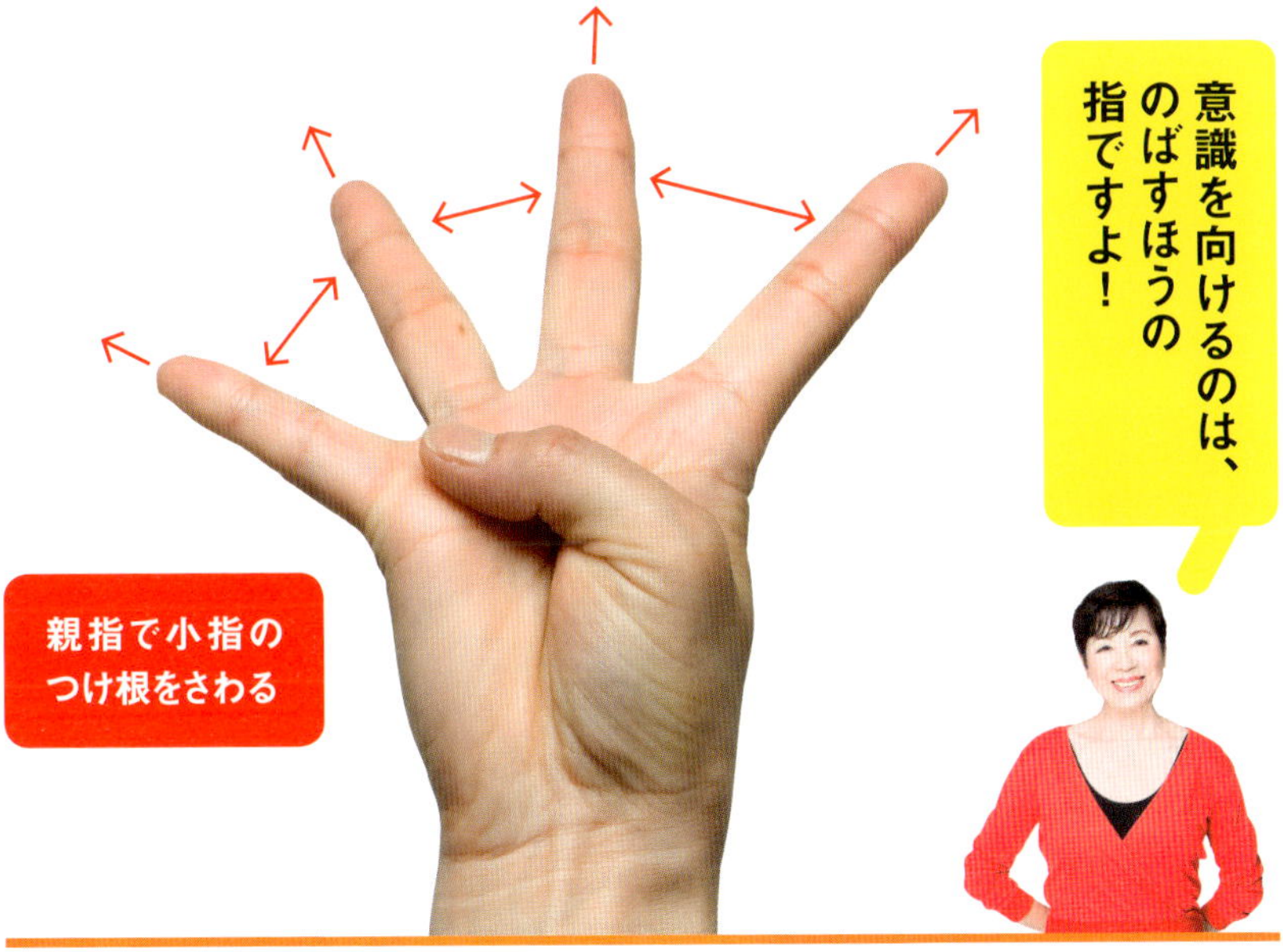
親指で小指の
つけ根をさわる
意識を向けるのは、
のばすほうの
指ですよ！

1 人差し指を親指のつけ根におく

2 重要 ほかの指はできるだけ開いてのばそうと思う

3 中指、薬指、小指も同様に行う

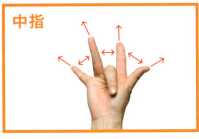

中指

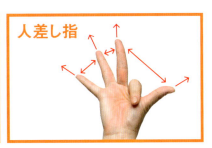

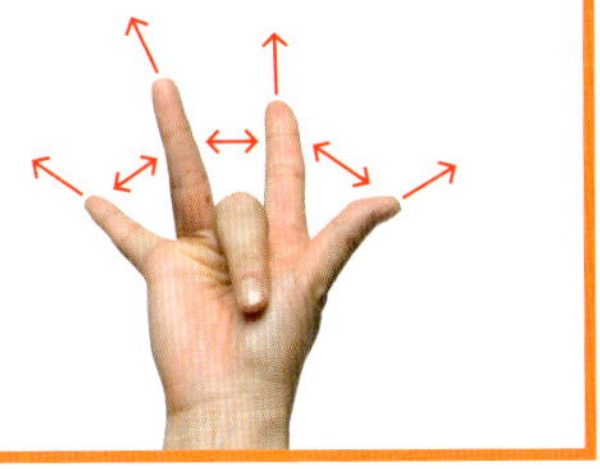

人差し指

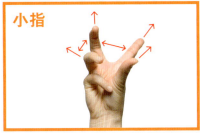

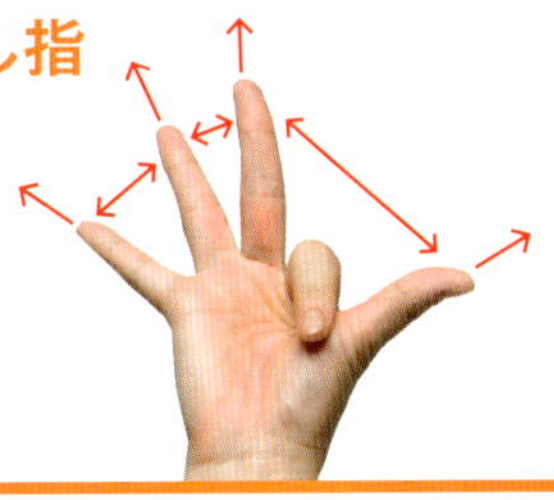

小指

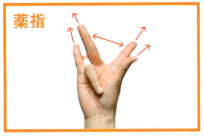

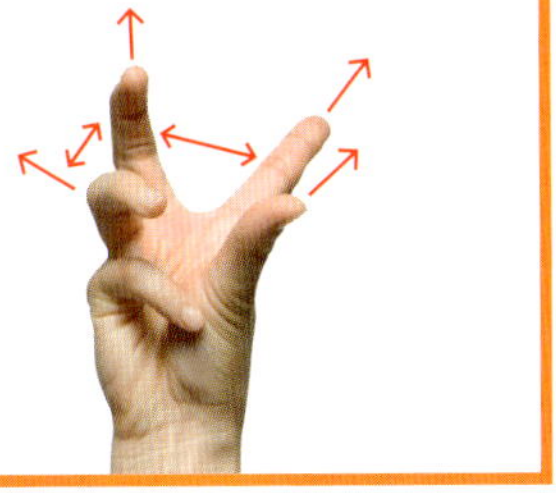

薬指

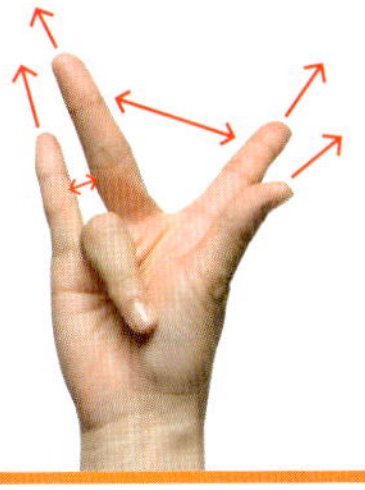

指を動かしたら、次は、手首を回しましょう！

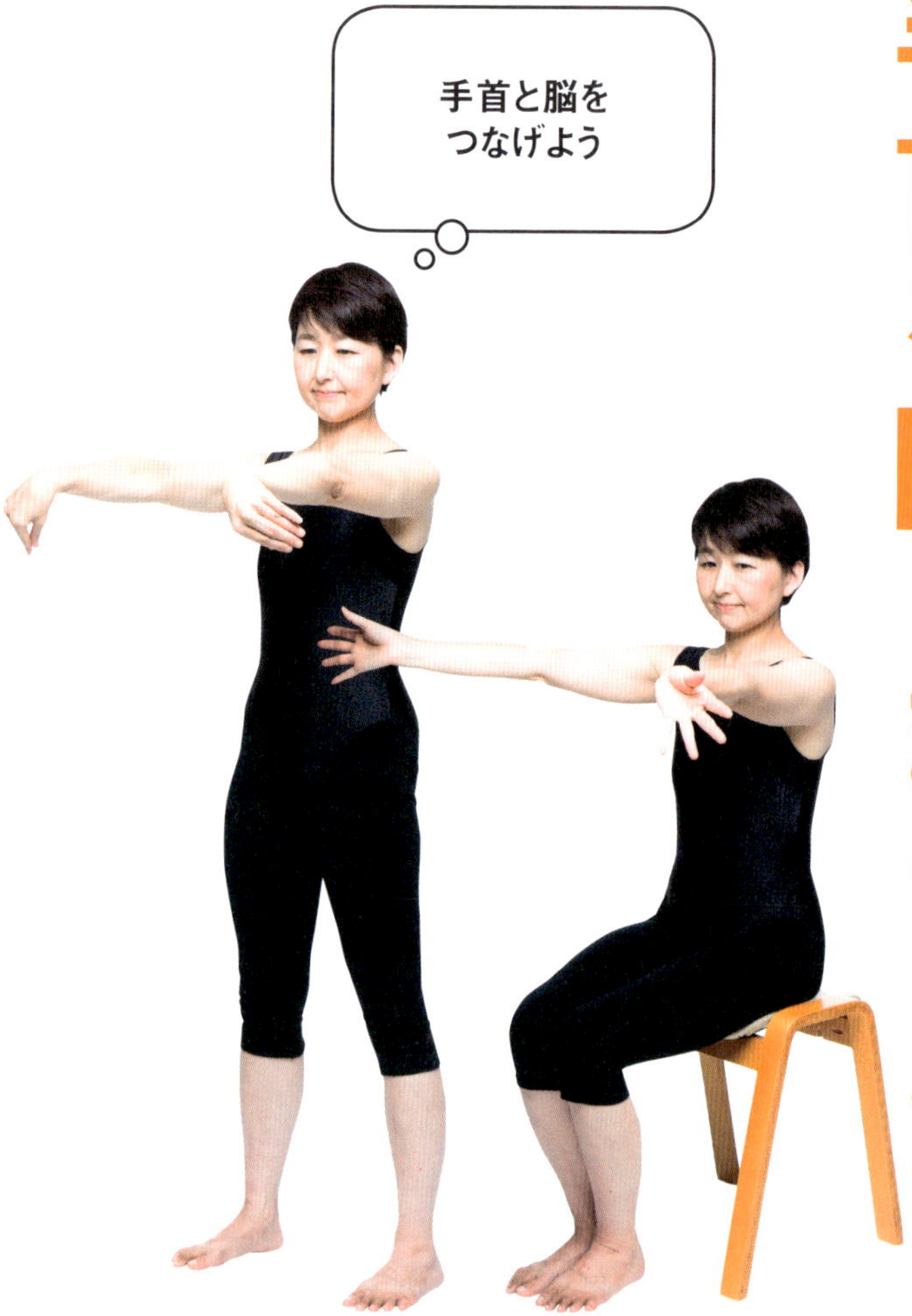

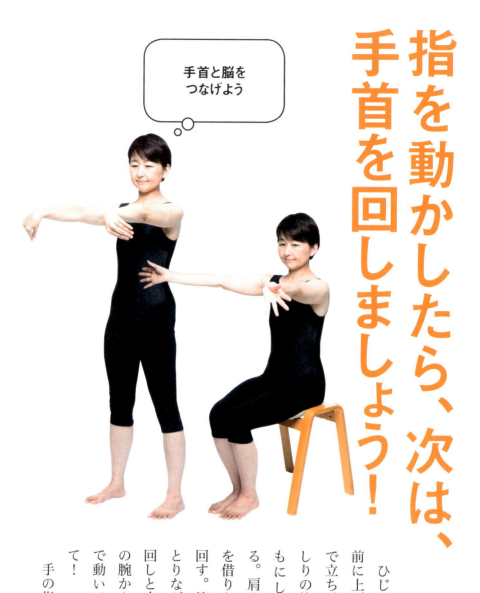

ひじをのばして両腕を前に上げる。足の裏全体で立ち、お腹を引き、おしりの筋肉を寄せて、ももにしっかり力を入れる。肩を下げて全身の力を借りながら手首だけを回す。筋肉の動きを感じとりながらゆっくりと外回しと内回しを行う。二の腕から肩、首の筋肉まで動いていることを感じて！

手の指の筋肉が集まっ

1 ゆーっくり
ていねいに回す

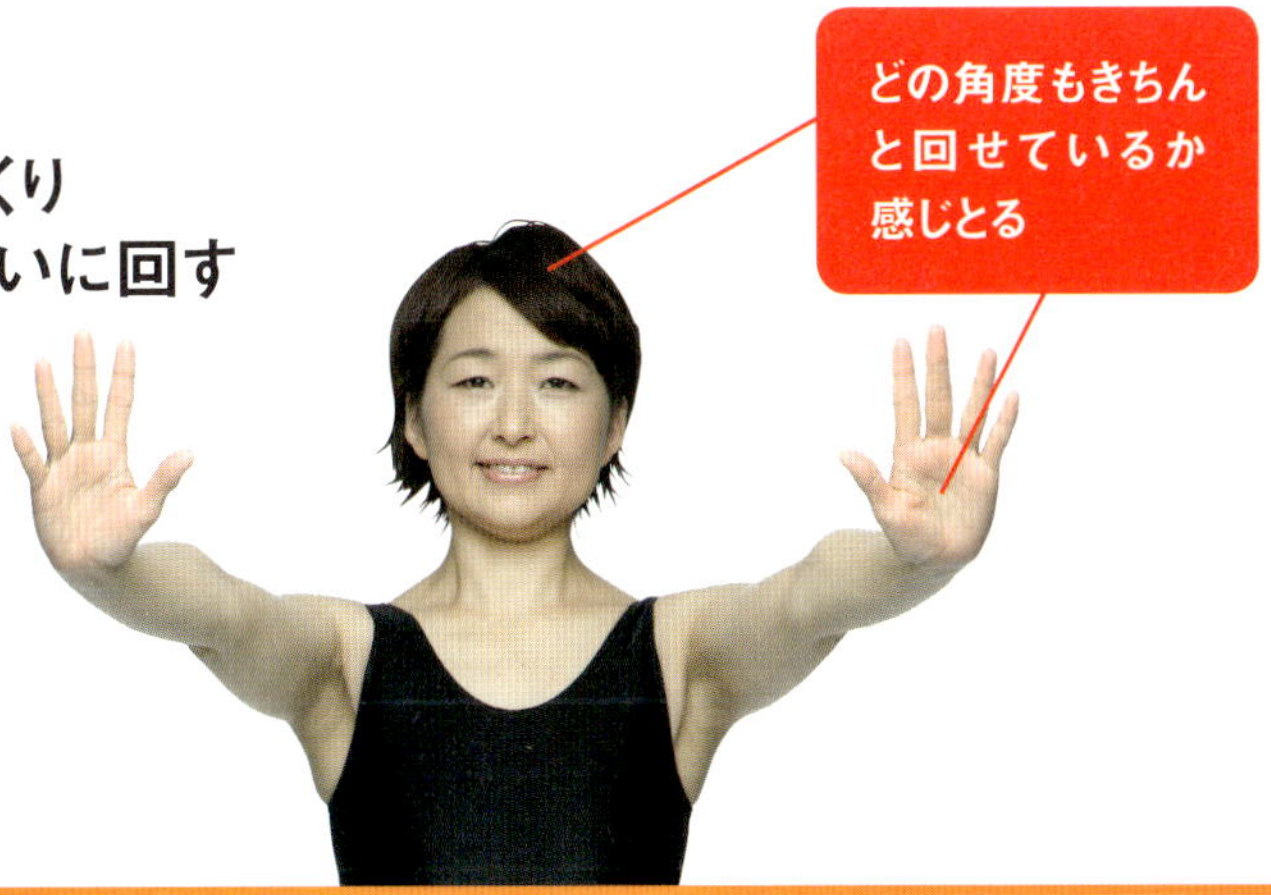

2 手のひらを返す

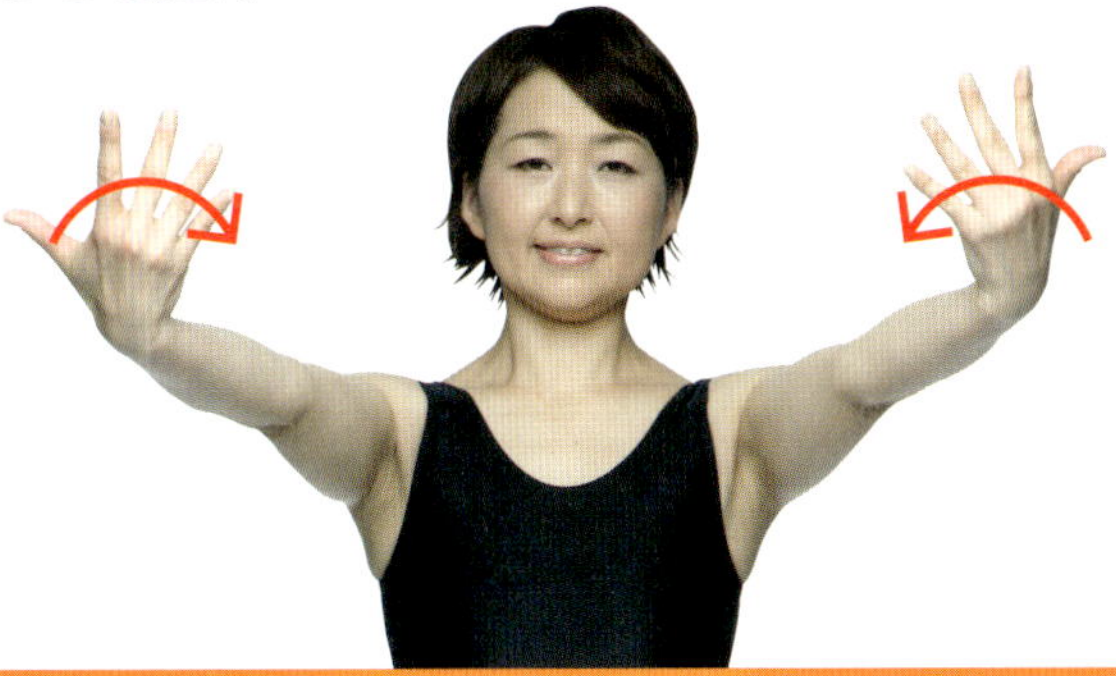

3 両手を同時に内回し

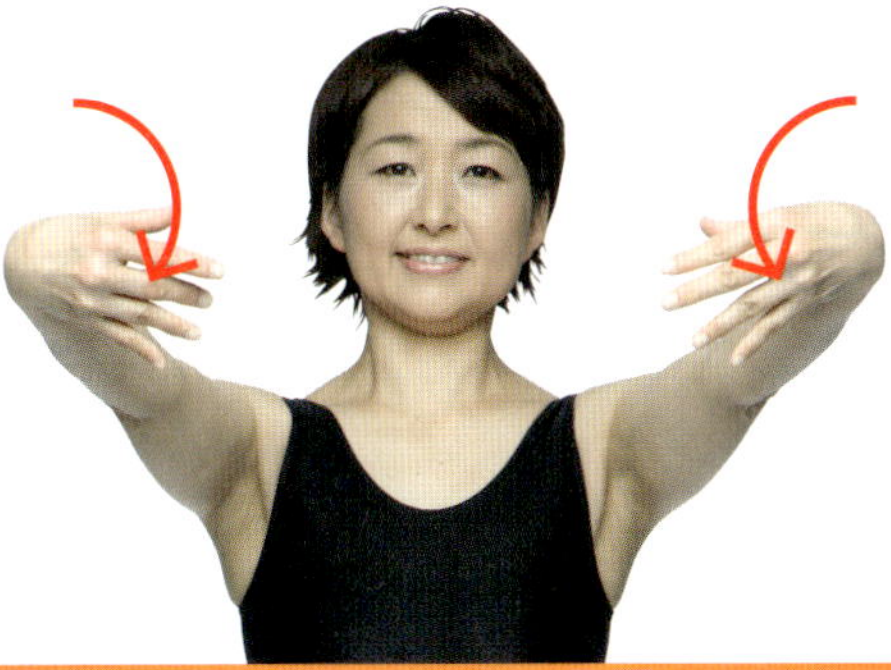

次のページへ

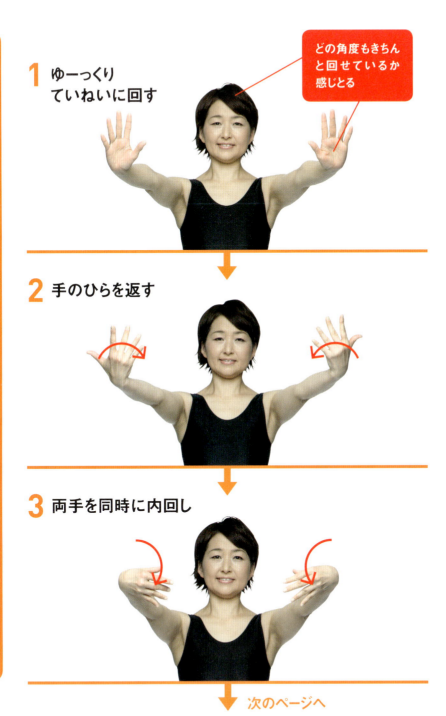

指を動かしたら、次は、手首を回しましょう！

4 脳で
感じとりながら

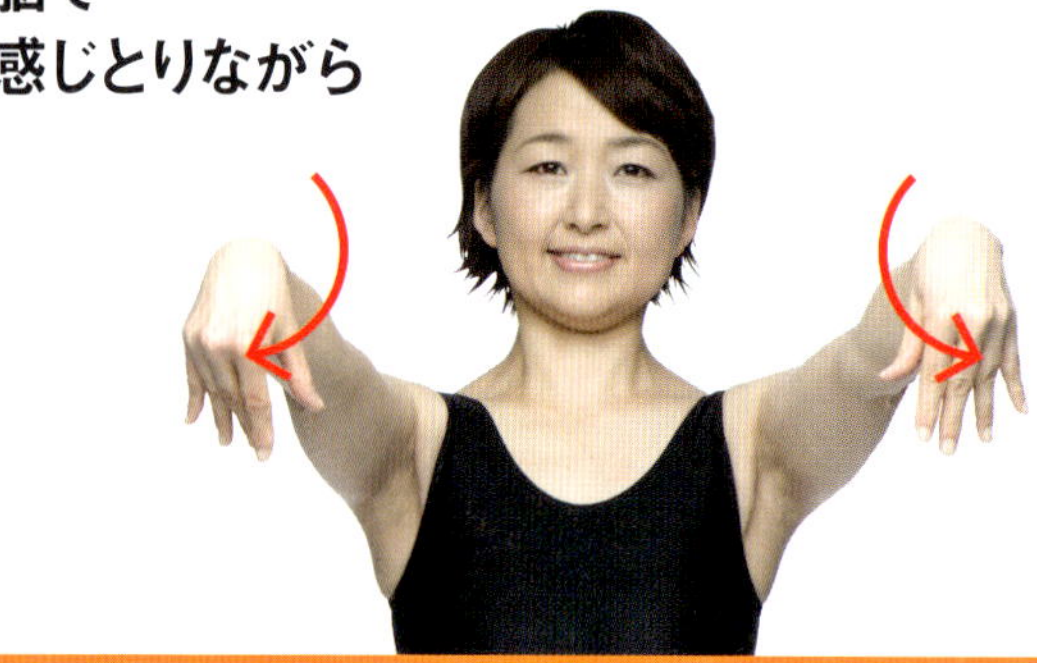

5 どの角度も
ていねいに

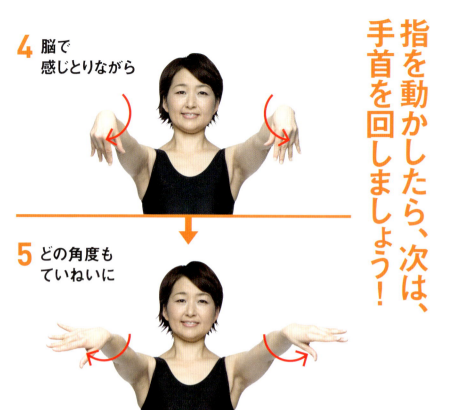

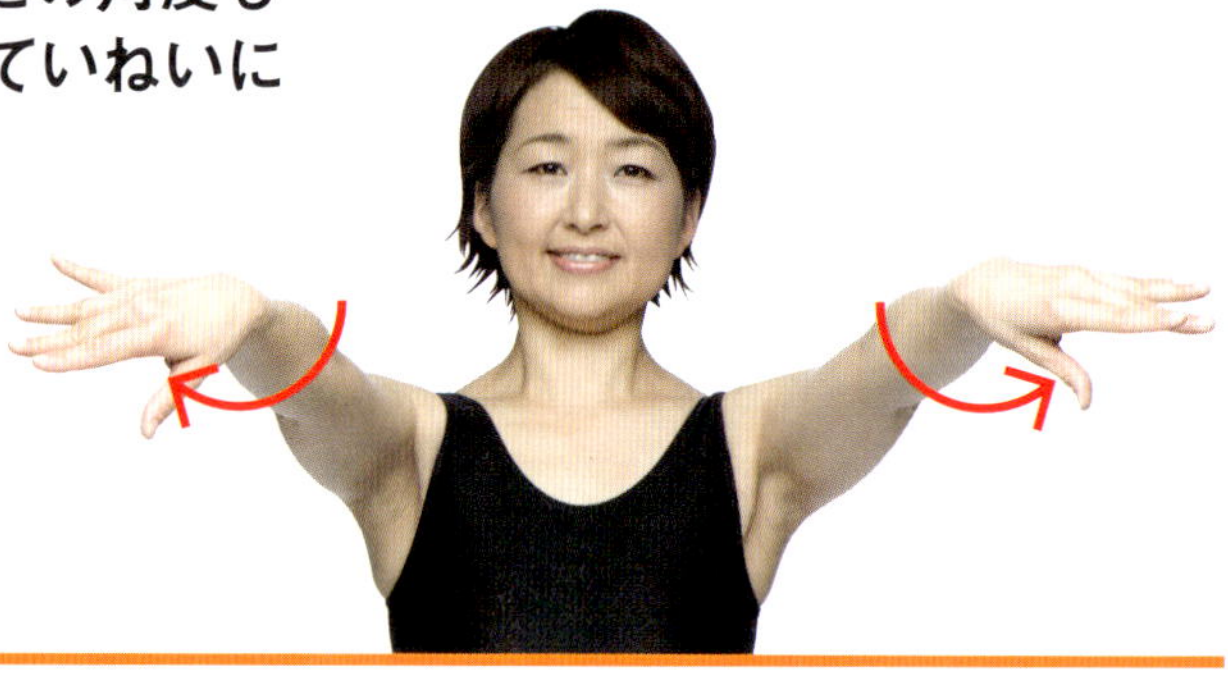

1に戻ってくり返す

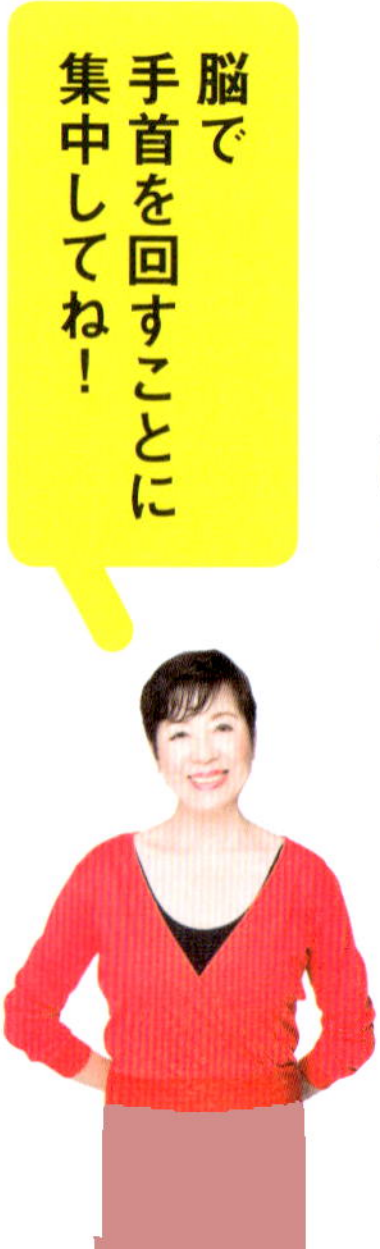
脳で
手首を回すことに
集中してね！

て手首になっています。手のひらは腕の内側の筋肉につながり、肩から、胸、お腹へとつながっています。手の甲は、腕の外側の筋肉につながり、肩、背中、腰までつながっています。手首を回すことは、全身を使うことになるのです。筋肉のつながりを脳で感じとりながら回しましょう。

最高の脳活　足首回しは全身に効く

足首回しで脳がよみがえる

右脳は左半身、左脳は右半身につながる

よく「右脳・左脳」と言われますが、対談(98ページ)でお会いした加藤俊徳先生によると、左半身の動きは右脳を、右半身の動きは左脳を使うということになるそうです。その時の説明では、

「たとえば『右手と左足で握手』など、左右を組んで、同時に使う動きをしたとします。右手は左脳、左足は右脳へつながっているので、両方の脳に刺激が与えられ、効果的に脳を活性化することができます」

ということでした。さらに、

「より正確に、精度を上げて行おうとすることは脳を育てる効果があります。いい加減にやってしまうと、ふだん自分が使っている脳の部分しか使わないですから」

ともおっしゃっていました。

つまり、複雑だったり、特別な動きでなくても、動きに集中して行えば、その効果をさらに上げていけるということです。

足首だけではない体のつながりを感じて

左右の脳に同時に刺激を与えたいなら、ぴったりな動きが足首回しです。右足と左手で組むことで、左右の脳を同時に使いますし、動き方もシンプルで、その効果は抜群です。「きくち体操」で、健康を回復された生徒さんのほとんど全員が、足首回しをしっかりやっていました。

実際に、46ページから紹介する方法で、足首をゆっくり回してみてください。手の力ではなく、

気づいた時に、どこでもできる足首回しで脳をフル稼働

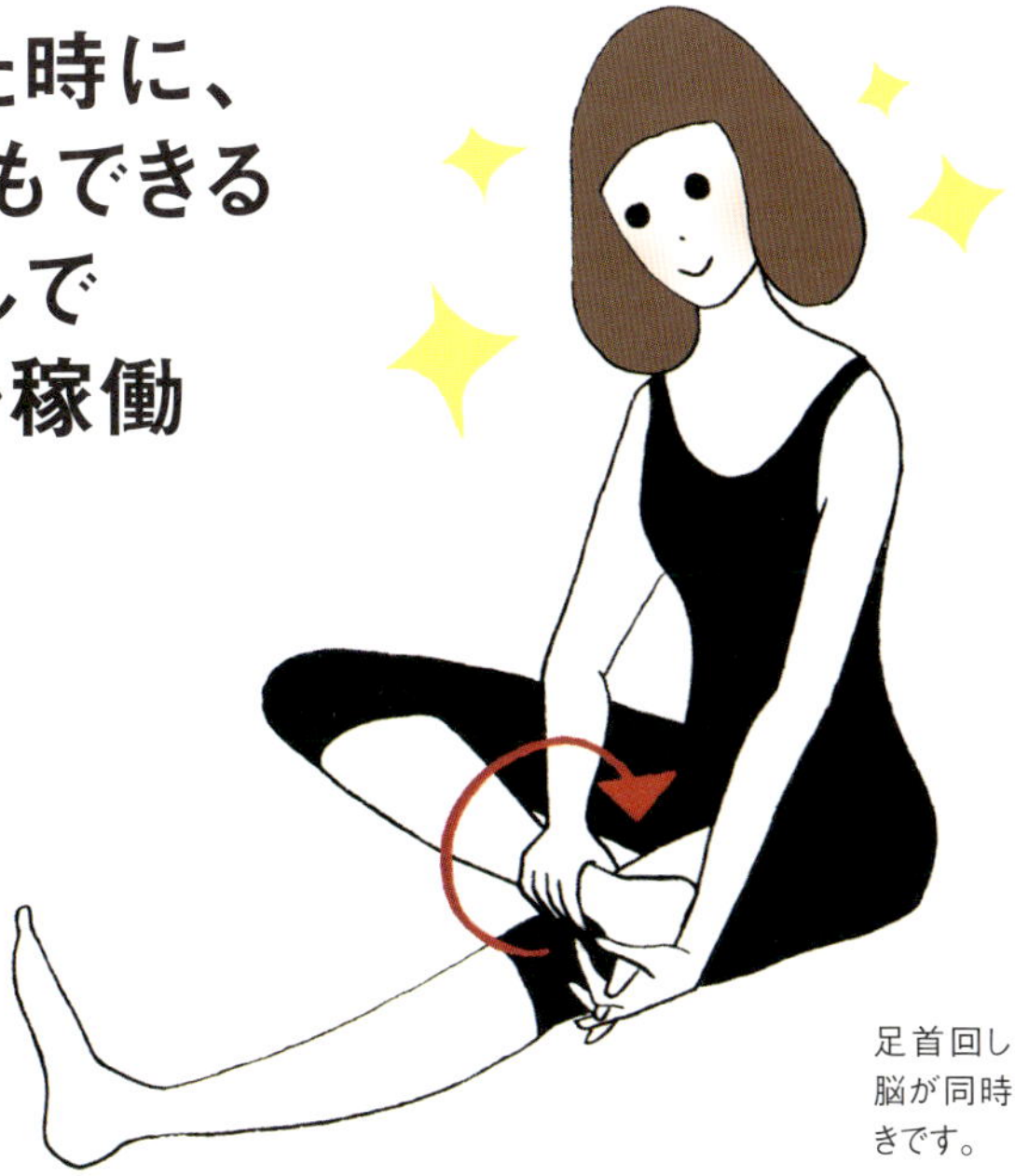

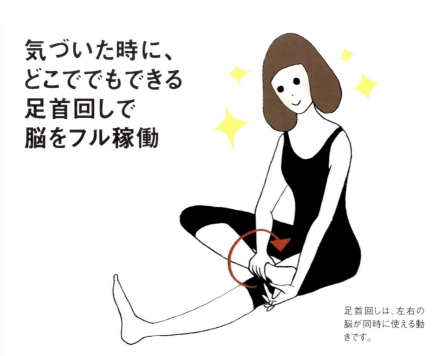

足首回しは、左右の脳が同時に使える動きです。

足首が自力で動くことを感じとりながら回すのです。すると、足首からひざ、股関節から腰へと刺激がどんどんつながっていくことが、感じられると思います。

これだけ全身に効果がある動きですから、気がついた時に、いつでも行い、続けていきましょう。持病のある方も、痛みがある方も、意識を向けて、動かせるところを探して、少しでも動かしていくことで、脳を活性化させましょう。その脳がまた、あなたの体を活かしていくのです。

足と手で握手する

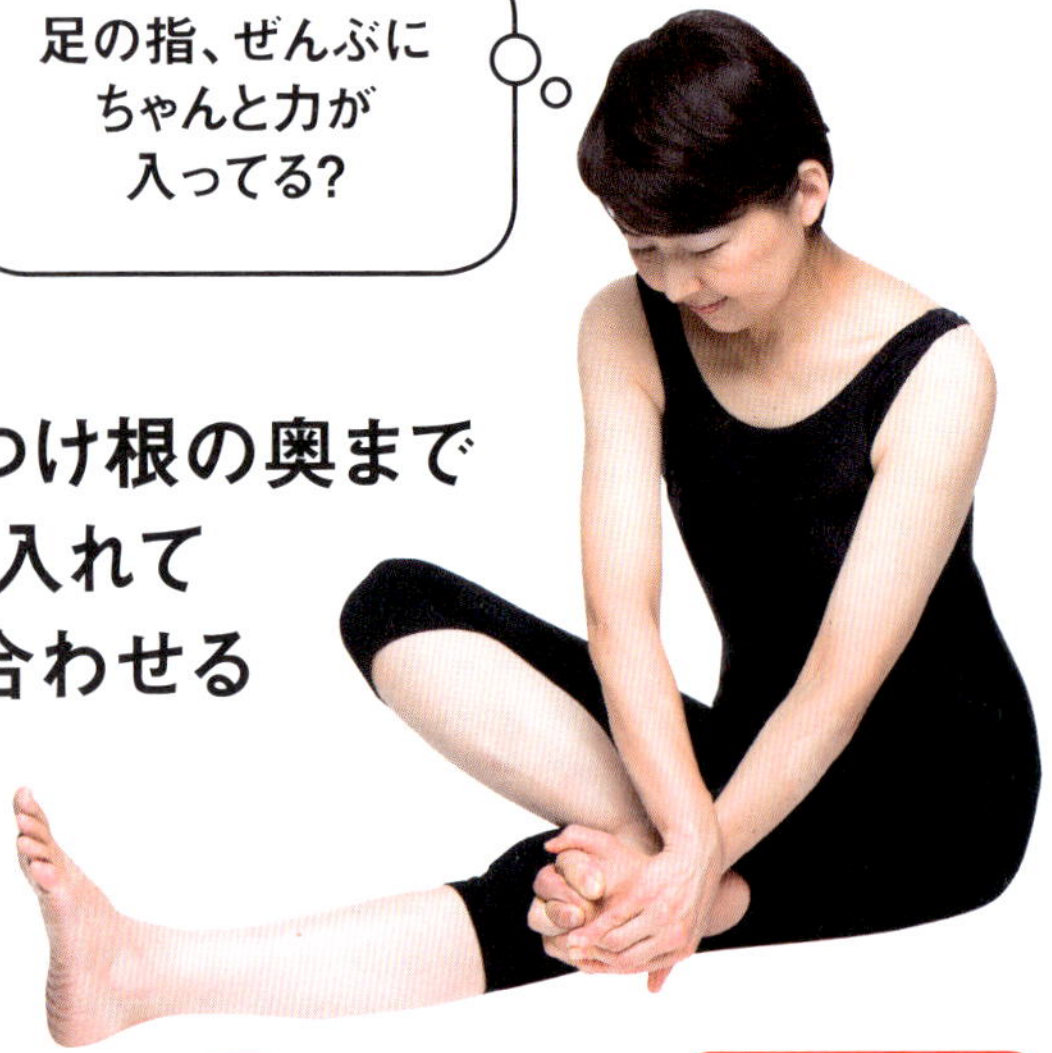
足の指、ぜんぶに
ちゃんと力が
入ってる?

1 指のつけ根の奥まで ぐっと入れて 組み合わせる

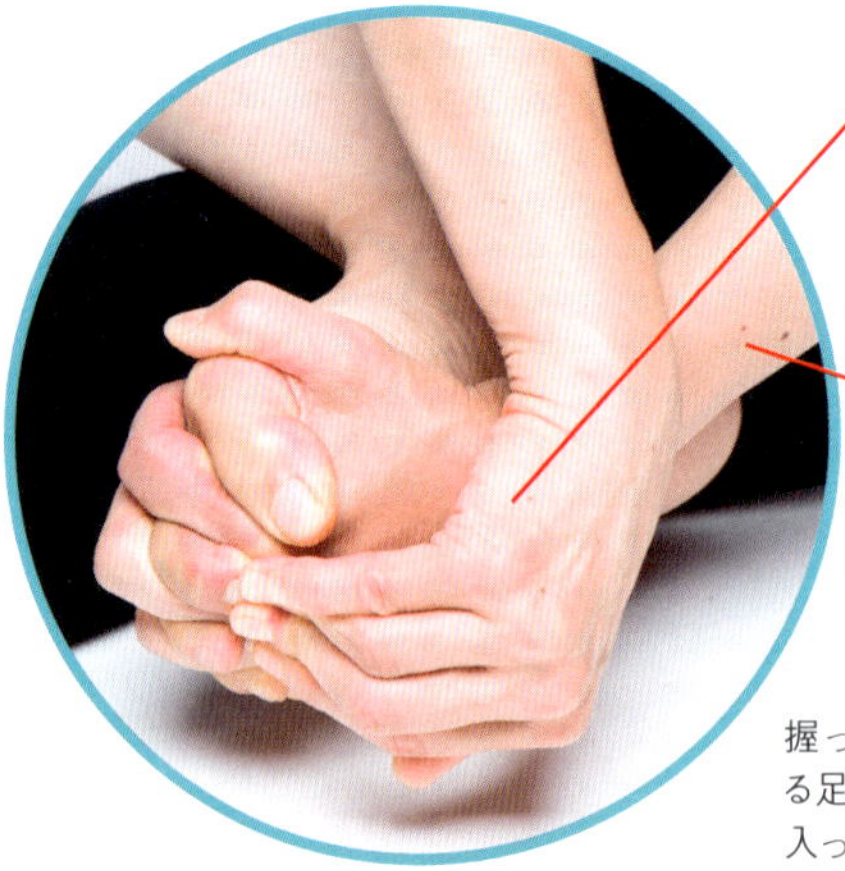
右手で
確認している
左手

握っていない手で握っている足の指先までちゃんと力が入っているか確かめる。

足の指、手の指でしっかり握手する

右足の薬指と小指の間に、左手の小指を入れる。順に薬指、中指、人差し指を入れて、足と手の指のつけ根どうしがつくように組み合わせて、足の指で手をぎゅっと握る。手の指でもしっかり握り返す。しっかり握れたら右手で足の指一本一本をさわって、どの指も脳につながって本当に力が

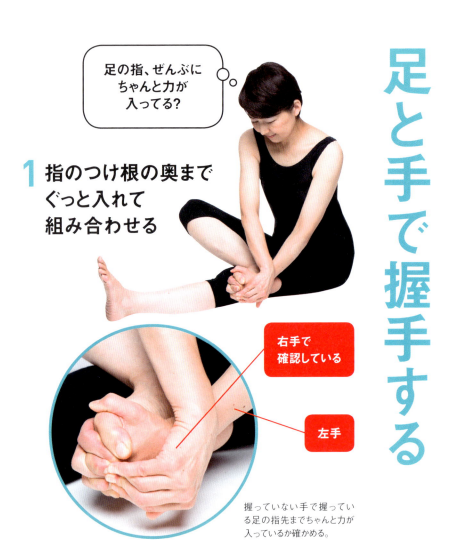

2 手のひらと足の裏をぴったりつけて、足の指で手をぎゅっと握る。手の指でも握り返す。

左足と右手

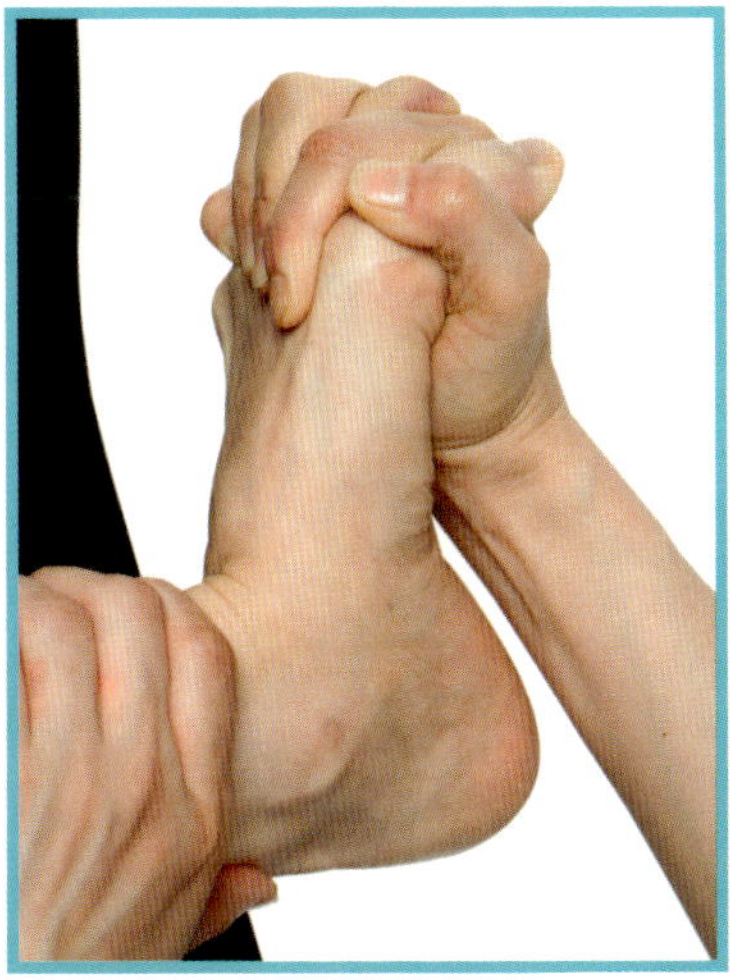

右足と左手

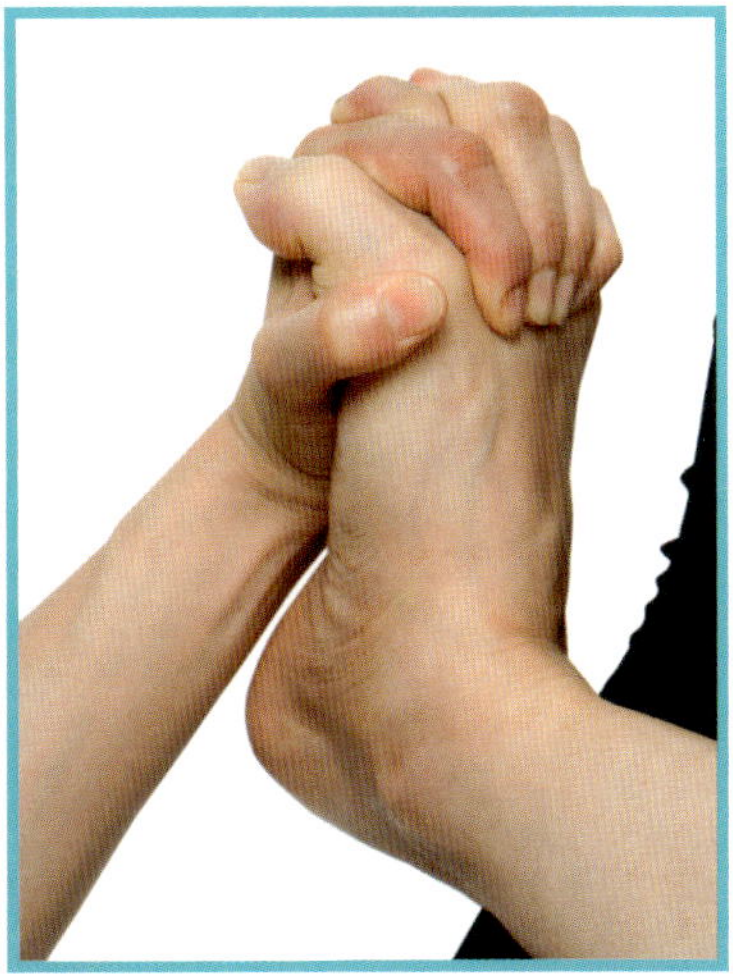

ぎゅっと握るためには、
しっかり組み合わせて。

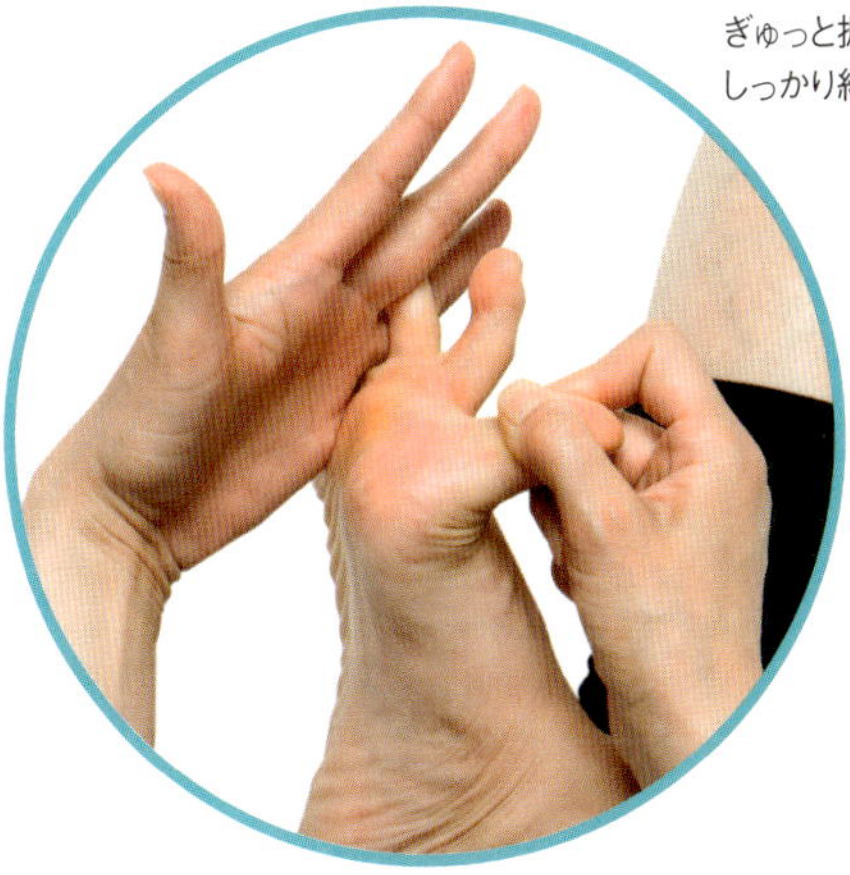

入っているかどうかを確かめる。左足と右手も握手する。

指が入りにくい、
痛かったりしても、
くり返しやり続けて!
必ずよくなりますよ!

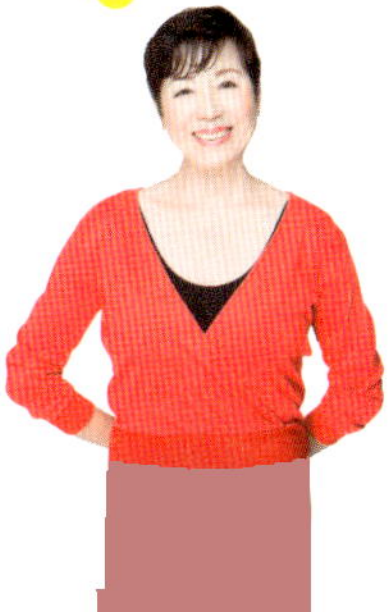

足首をゆっくりていねいに回す

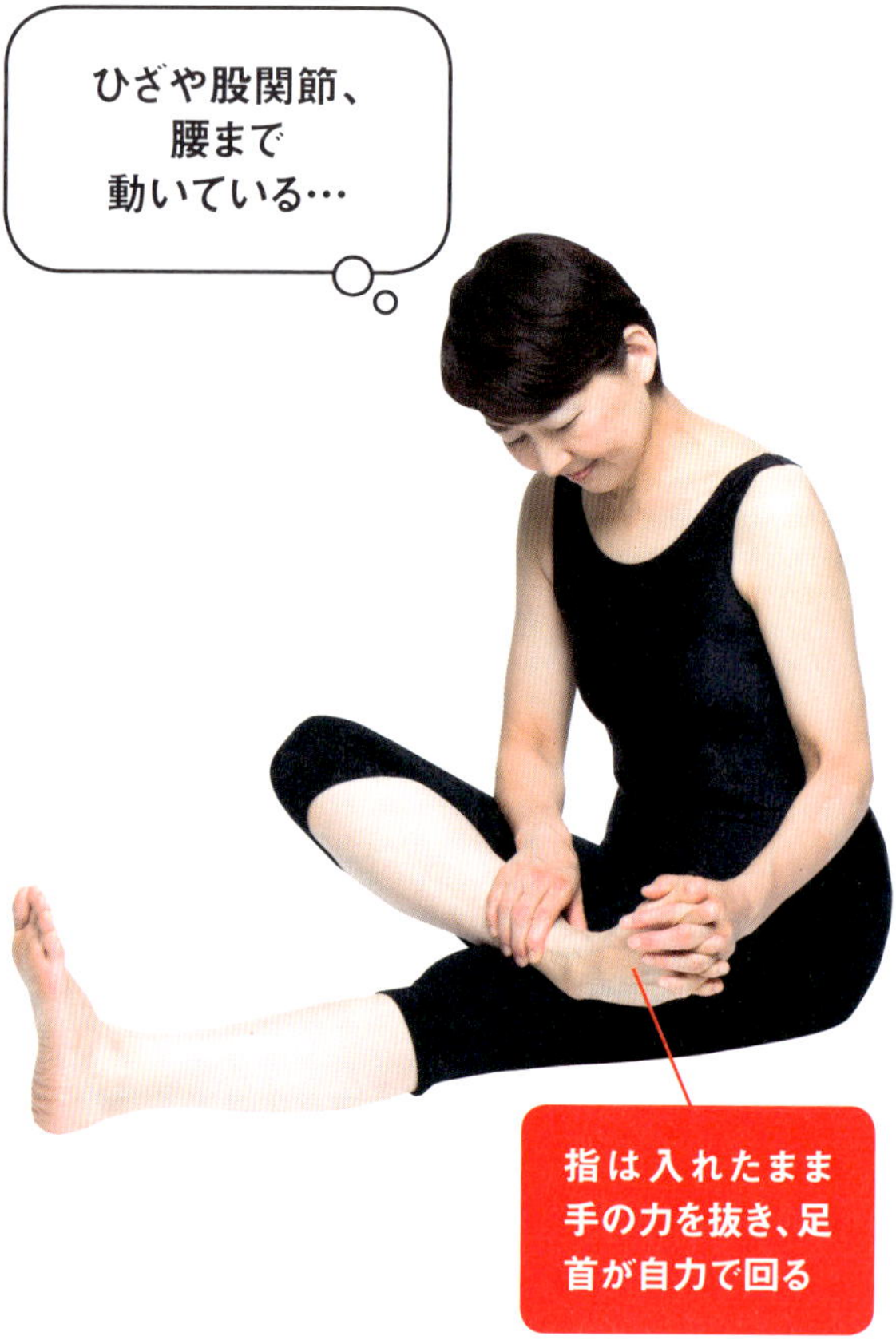
ひざや股関節、
腰まで
動いている…
指は入れたまま
手の力を抜き、足
首が自力で回る

ひざや腰まで動くことを感じながら回す

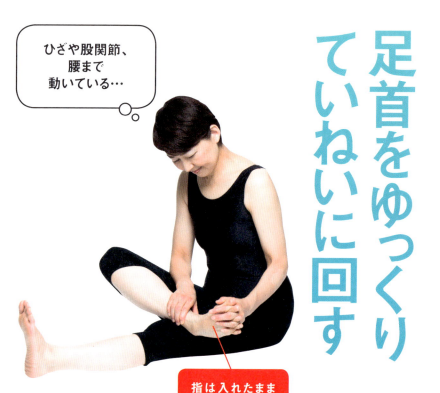

右足を左脚のももにのせ、左手の指を一本ずつ足の指の間に入れる。（44～45ページの「足と手で握手」をしたあとに行う）手の指の力をゆるめ、足首を回す。「足首が自分で回る！」と脳を使い、手で回さない。足首が自力で動いていることを感じながら大きくゆっくり回す。手は足首を回すためのお手伝いです。手の力でぐるぐる回してはダメ。5秒ほどかけてゆっくり1回転させ、足首がしっかり使えた感じが持てるまで回す。逆回しも行う。左足も同様に

ゆっくりていねいに回す

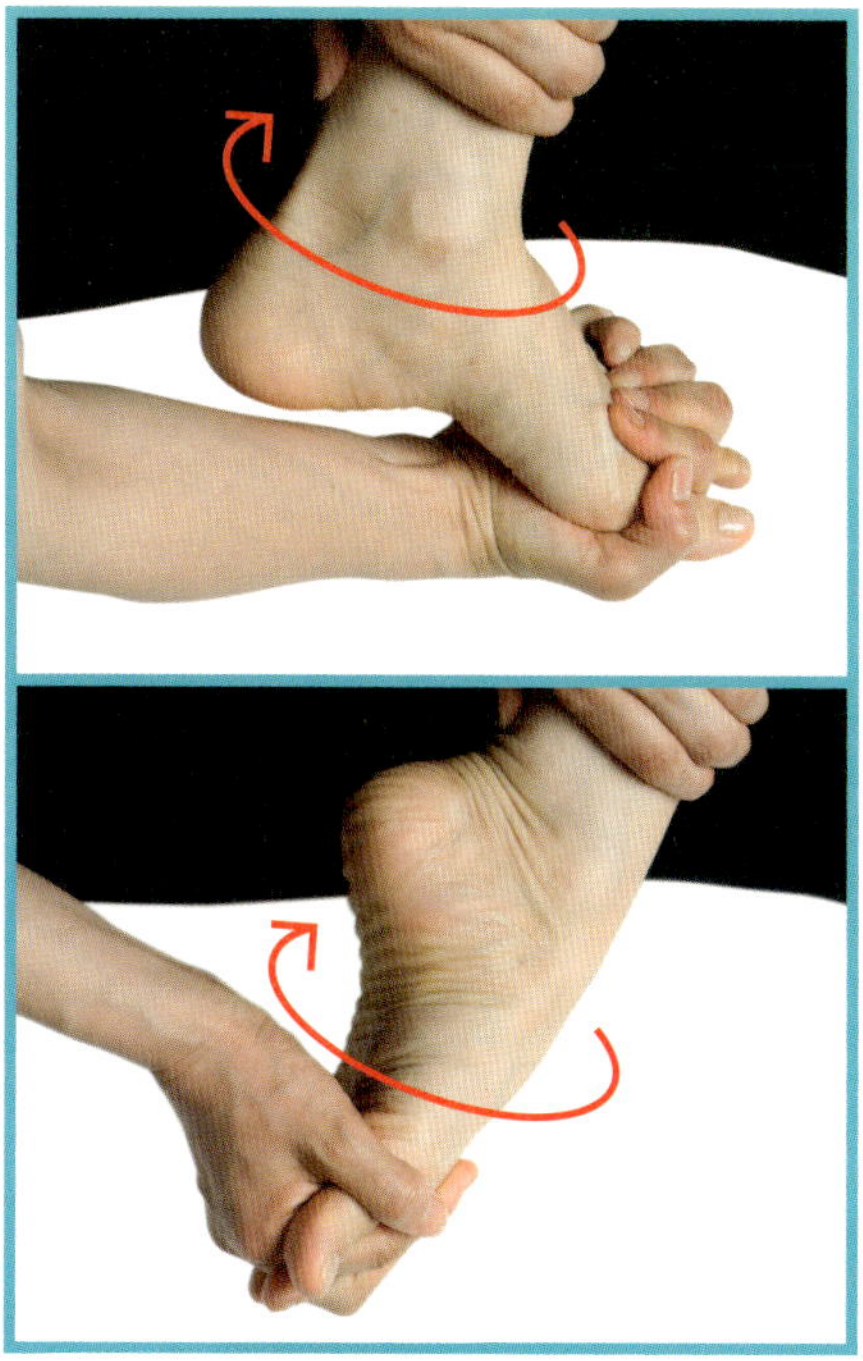

＊逆回転もしましょう！
＊両足ともやりましょう！

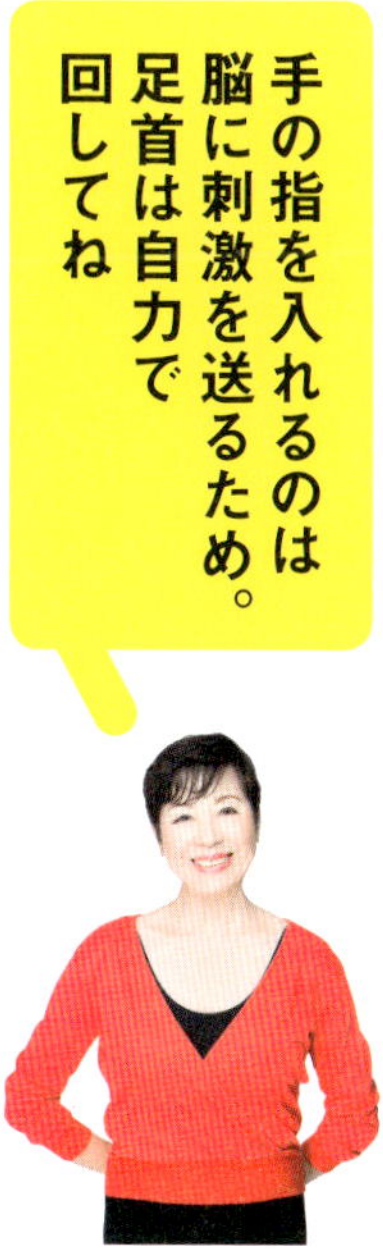
手の指を入れるのは
脳に刺激を送るため。
足首は自力で
回してね

足首はひざ、股関節、背骨とつながっている！

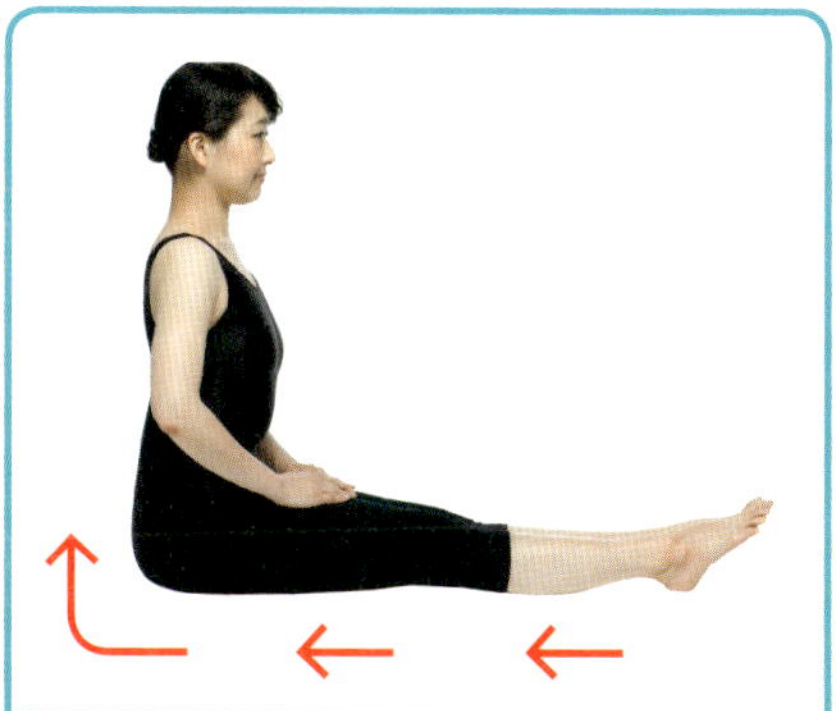

足首を回すとふくらはぎ、ひざ、ももの裏側、腰も動きます。動かすのは足首ですが、体へのつながりを感じとることで、脳が活性化します。

行う。足首を回すと、足首からつながっているひざ、股関節、腰までがいきいきとよみがえります。ひざや股関節、腰までが連動して動いていることを感じながら回しましょう。空いている手で動いているところをさわってみましょう。

脳いきいきトピックス
1

「長生きできればいい」だけの時代は終わった！

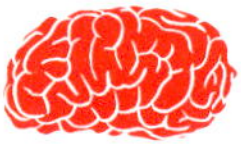

現在の日本は、高齢者の4人に1人が認知症かその予備軍。“脳の退化”を防ぐには？

60代、70代はまだまだ若い

WHO（世界保健機関）の発表によると、2014年度の日本人の平均寿命は女性87歳（世界第1位）、男性80歳（世界第8位）。男女どちらも80歳を超えました。60代、70代などまだまだ若い、という時代です。とはいえ、ただ「長生きできればそれでいい」という人はいないでしょう。仕事も子育てもひと段落した世代だからこそ、体も頭も元気で自分の人生を楽しまなければ意味がありません。

長寿国となった日本では、認知症の患者数も増加しています。2013年に発表された厚生労働省の調査では、65歳以上の高齢者のうち、認知症患者は高齢者全体の15%。軽度認知障害（認知症予備軍）も合わせると25%、高齢者の4人に1人が認知症かその予備軍であると言われています。

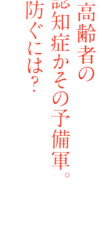

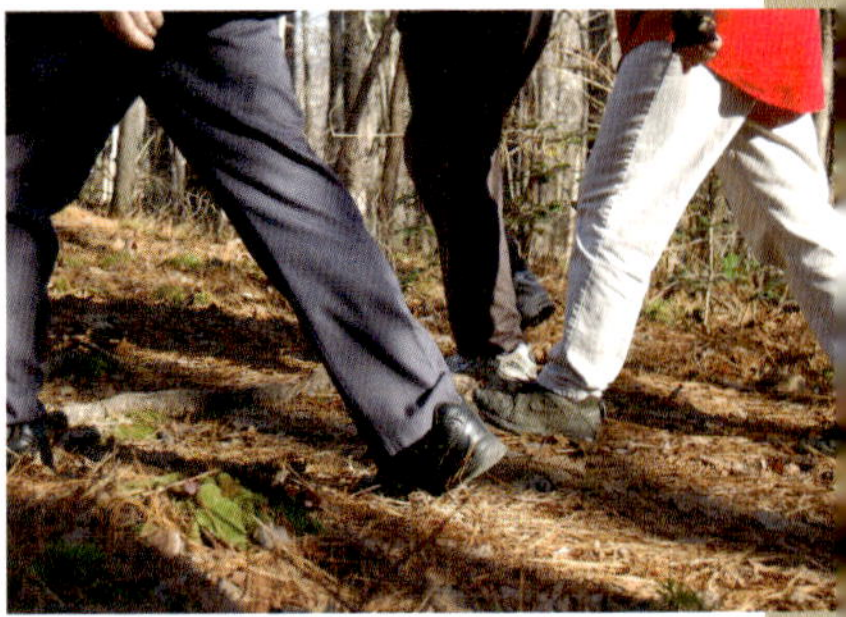

認知症にも寝たきりにもならず、最後まで充実した人生を過ごし、誰にも迷惑をかけずにコロリとこの世を卒業する「PPK＝ピンピンコロリ」は、長寿時代を生きる現代人の共通の願いです。では、どうすれば認知症を防げるのでしょうか。

人間の大脳が発達している理由

多くの研究者がすすめている方法が歩くことです。そもそも、人間の大脳が他の動物よりも発達しているのは、二足歩行で歩くことで刺激を脳に与え続けた結果だと言われています。歩かずにいれば、足からの刺激が脳に伝わらず〝退化〟してしまうかもしれません。また、若く健康な人でも入院などで1日中歩かずにじっとしていると、足の筋肉は1週間で20％、3週間で60％も落ちることが医学的にわかっています。また、関節も動かしづらくなり、気がついたときには「歩き方を忘れてしまう」なんていうことも……。高齢者なら歩かない期間が長ければ長いほど、寝たきりに近づき、そのまま認知症になる危険性が急増してしまうのです。

しかし、高齢者の場合、歩くことがかえって危険を招くこともありえます。歩くことが体にいいのは事実なのですが、年をとるとバランス感覚が衰え、つまずきやすくなるのもまた事実だからです。転倒して骨折する事故は多く、骨折は寝たきりと認知症の原因のトップを占めます。

脳に刺激を与えるためには、意識を向けて手足をていねいに動かすだけでも効果があります。気がついた時にいつでもできる「きくち体操」の動かし方で、体だけでなく脳も活性化させることが可能なのです。

「むき出しの脳」を刺激しよう

皮膚をさわって脳がよみがえる

ふだん意識しない部分をしっかりさわる

皮膚は、外界のすべてを感じとり、私たちの命を守る働きをしています。皮膚に触れると脳にすぐ刺激を伝えられるということから、一説によると、皮膚は「むき出しの脳」とも呼ばれているそうです。

そう呼ばれる以前から、「きくち体操」では体操をするときには自分の体を意識的にさわり、自分自身の体をはっきりととらえることを大事にしています。たとえば

「ももにしっかり力が入っているか」

ということをさわって確認しますし、足の裏などは、なでたりさすったり、時には強く刺激したりして感じとります。

かなり体がなまっていて動くのも一苦労、という人は、まず自分の体をさわってみてください。筋肉をほとんど使わなくても、さわるだけで脳に刺激を与えることができます。

皮膚刺激で脳を活性化させるためには、日頃は意識が行き届いていない場所をさわります。たとえば、足の裏、ももの内側、二の腕などです。さわるときは筋肉の状態に意識を向けます。

「しっかりした筋肉があるか」

「弱らせてあぶら身にしていないか」

と意識を自分の体に向けて感じとります。

顔は洗うときや、お化粧などでよくさわっているように思っていますが、じつはそのときに、脳とのつながりを意識することはほとんどありませ

ん。化粧水や乳液をつけるときも無意識にパチャパチャとつけるのではなく、手のひらを顔にあてて、しっかり化粧水が肌にしみ込んでなじんでいくのを手と脳で感じとりながら、手のぬくもりを伝えます。同時に脳も元気になれるのですから、一石二鳥というわけです。

「体のつながり」を意識してさわればその刺激が脳に伝わります

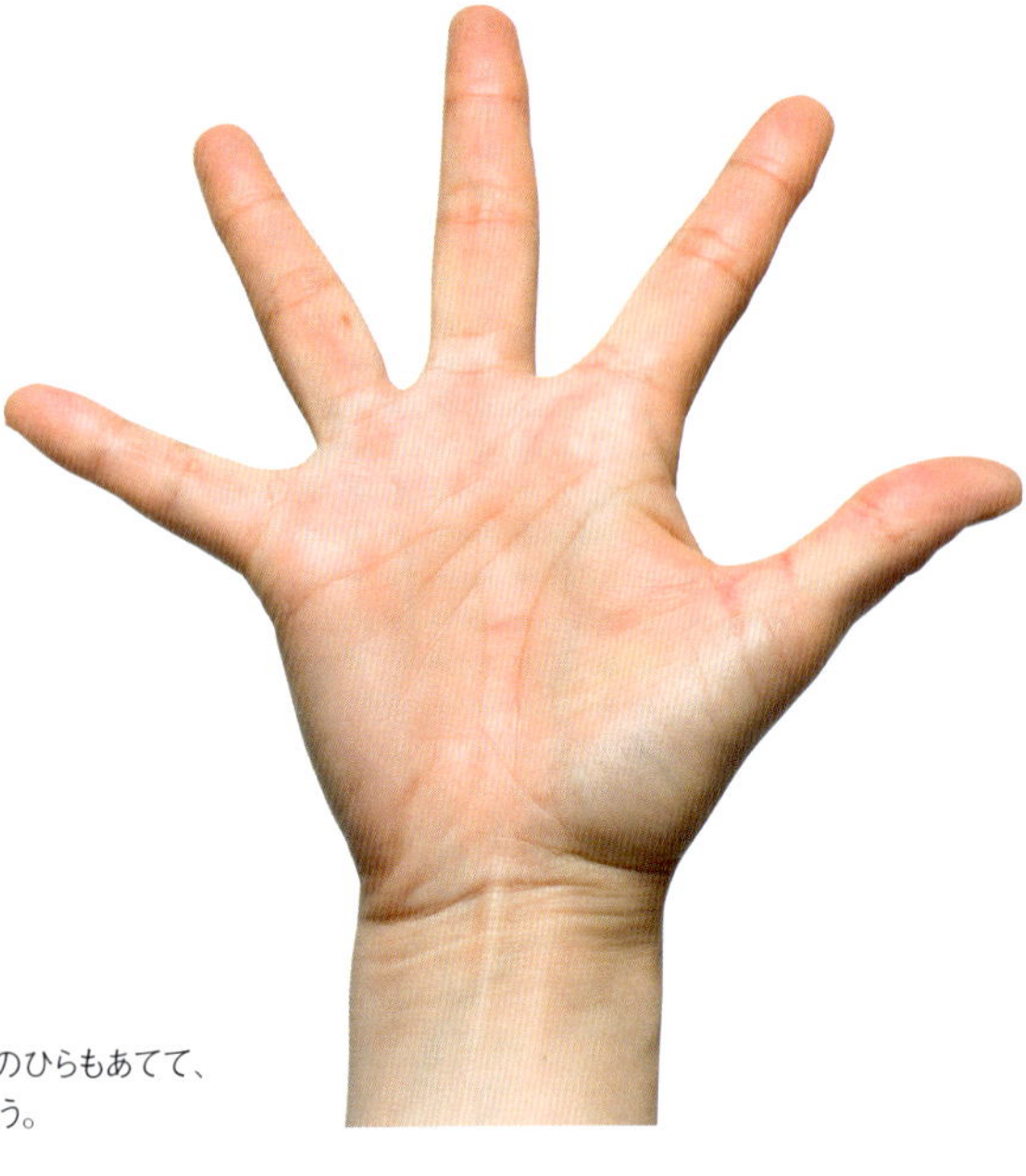

指だけでなく手のひらもあてて、
しっかり感じとろう。

手で自分の体を感じとってください！

顔

手のぬくもりを感じる

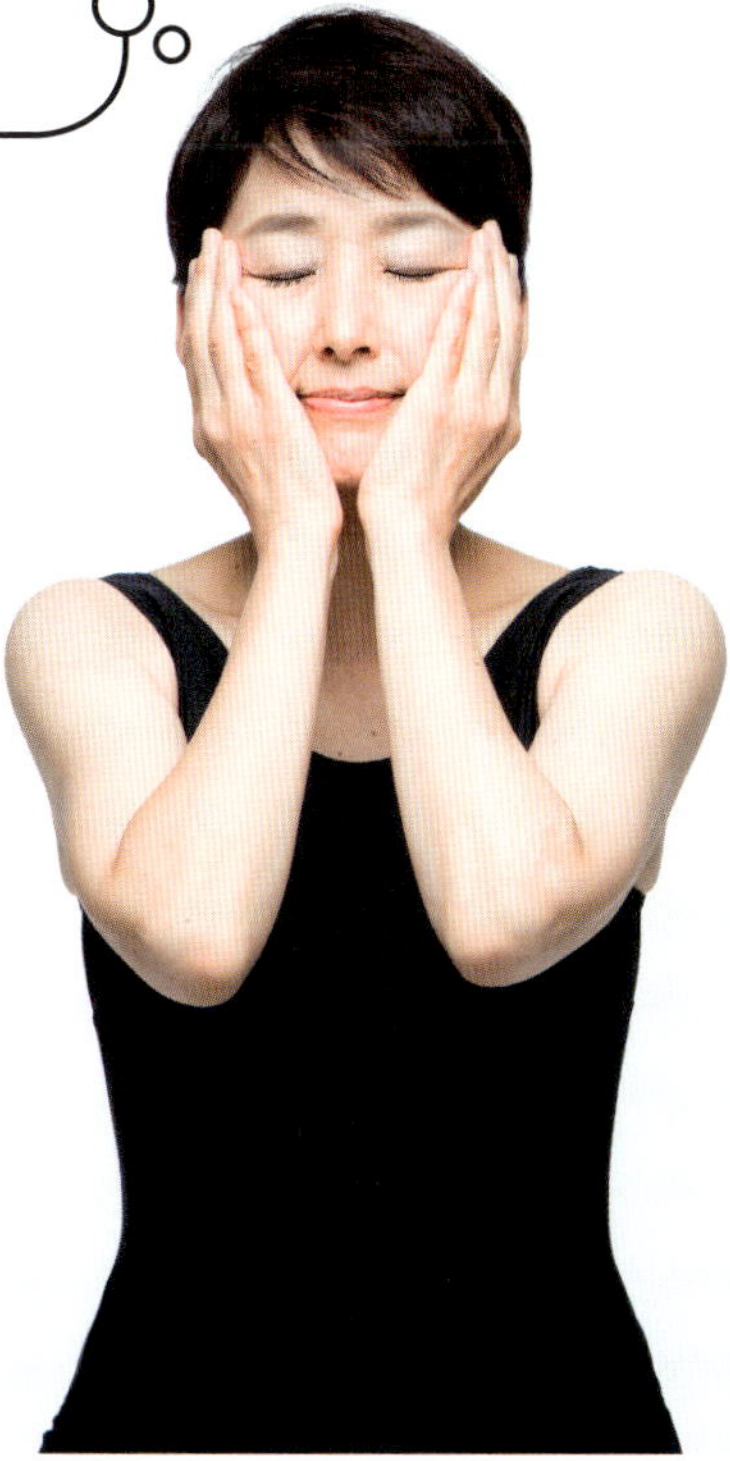

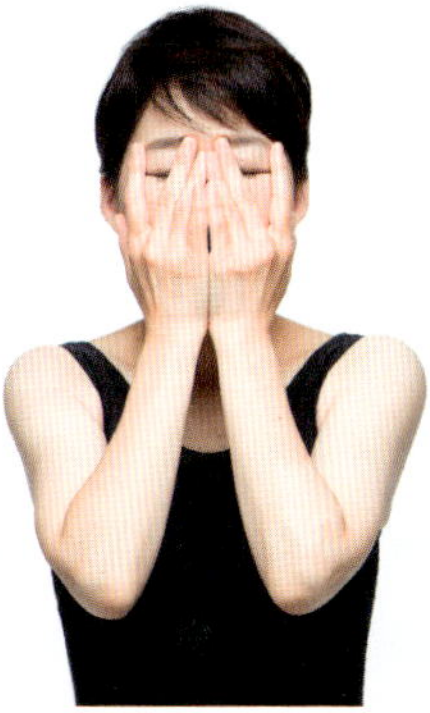

顔の中心もさわって。

顔は自分だと認識してもらえる唯一の場所ですよ！

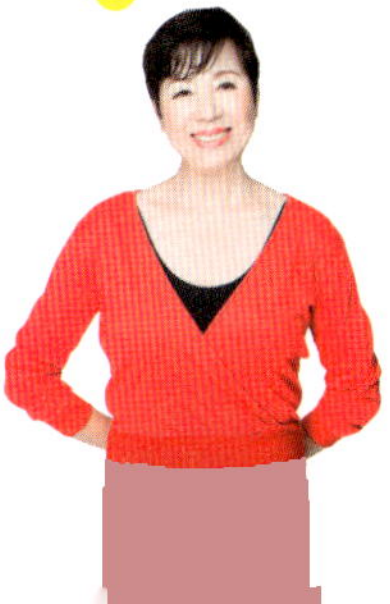

手のひらと指、指先を顔にあてる。顔は手のぬくもりを感じとり、手と指は顔の様子を感じとる。自分の表情を豊かに出せる筋肉がいきいきしているか、しっかり物をかむ筋肉があるかどうかに、意識を向けて脳を使うことが大事。

首

首の周辺をくまなくさわる。皮膚がたるんでいないか、食道や気管支も大丈夫か。この首の筋肉でさまざまな方向を見て動作をします。どの筋肉にもちゃんと力があるかを感じとる。

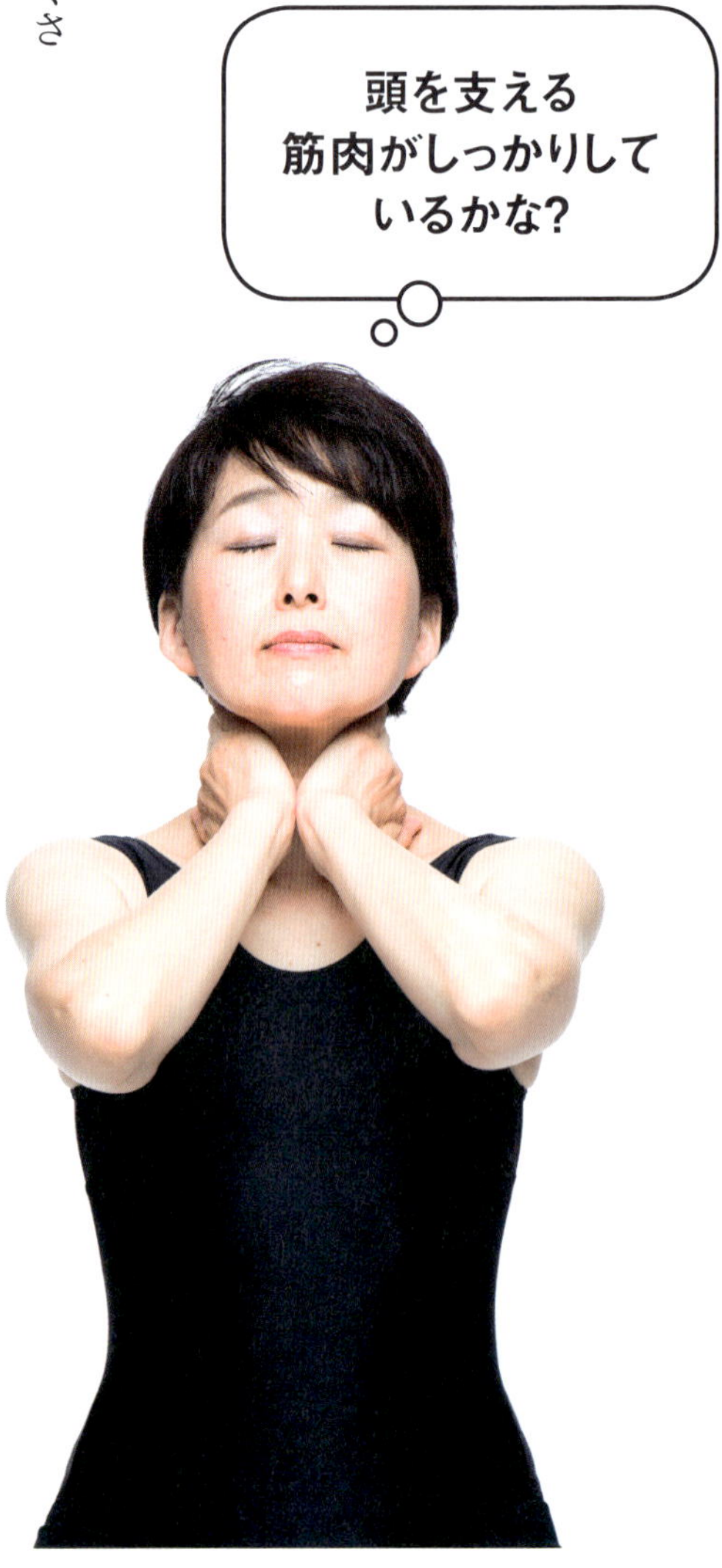
頭を支える
筋肉がしっかりして
いるかな?

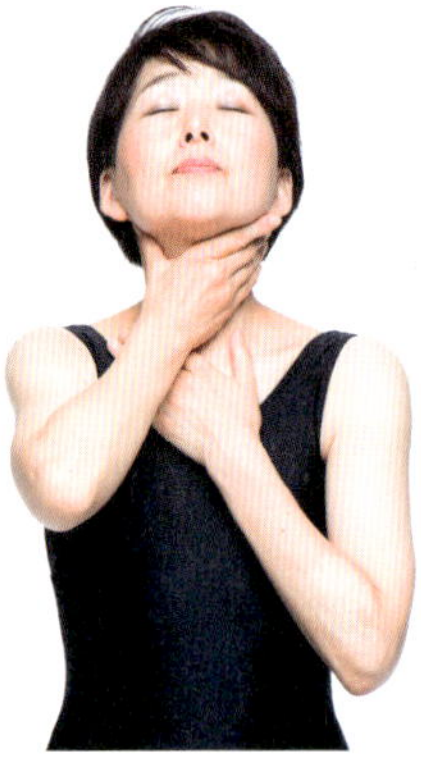

あごや胸元、首の後ろまで
ぜ〜んぶさわる。

肩

手のひらで肩を包みこむようにしてさわる。手でさわりながら腕を動かして、肩関節の骨組みを感じる。

肩が、首、腕、胸、背中につながっていることを感じとる。

肩と腕って
こんなにつながって
いるんだ〜!

手で自分の体を感じとってください！

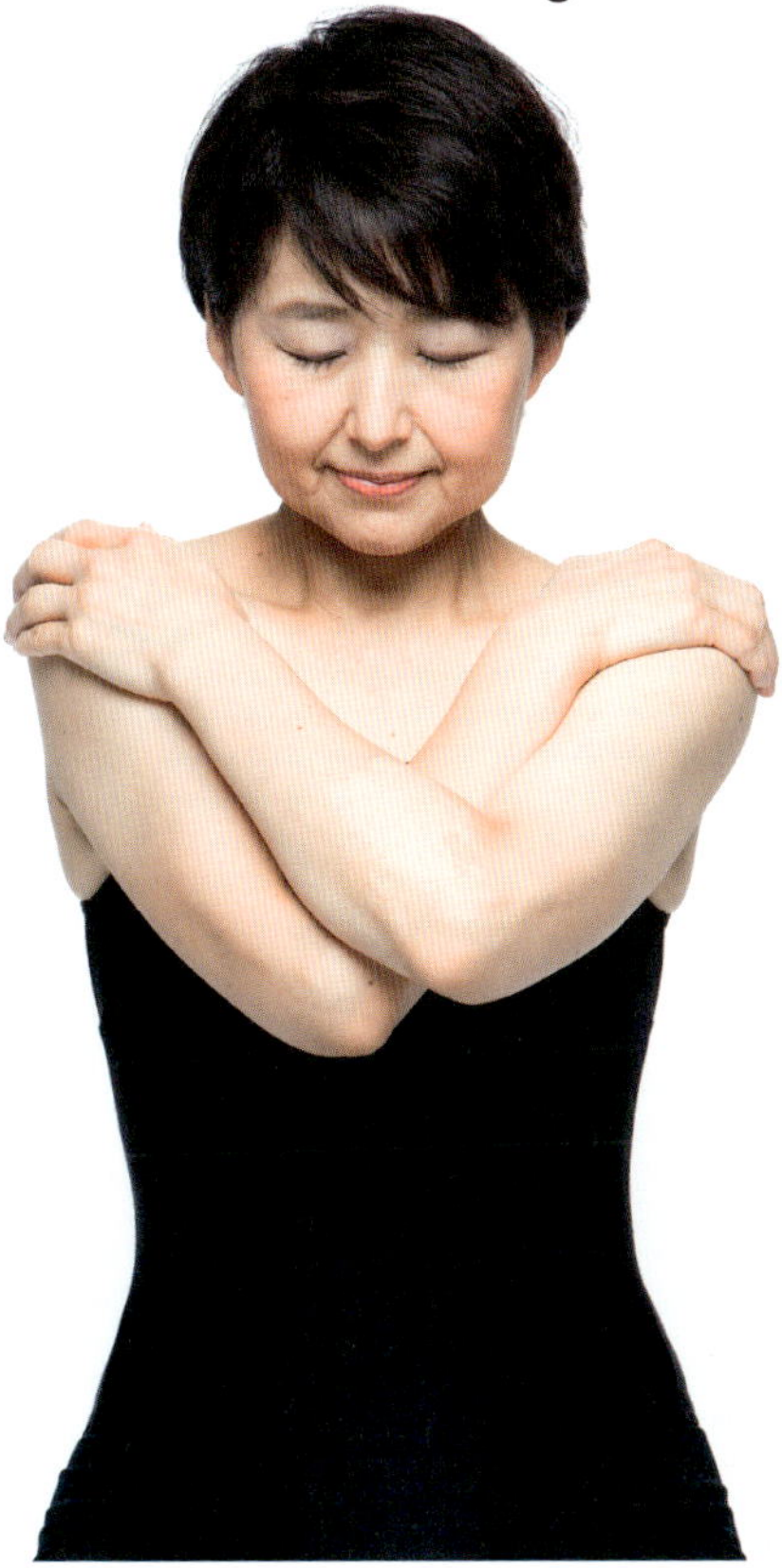

腕

二の腕からひじ下まで、腕全体をさわる。腕の外側をさわったら、腕の内側もさわる。筋肉がしっかりとあるか、二の腕を弱らせていないか、あぶら身だらけになっていないかを確認する。冷たいと感じるところは、あぶら身になっている証拠です。

**冷たくなっていない？
ぶよぶよしていない？**

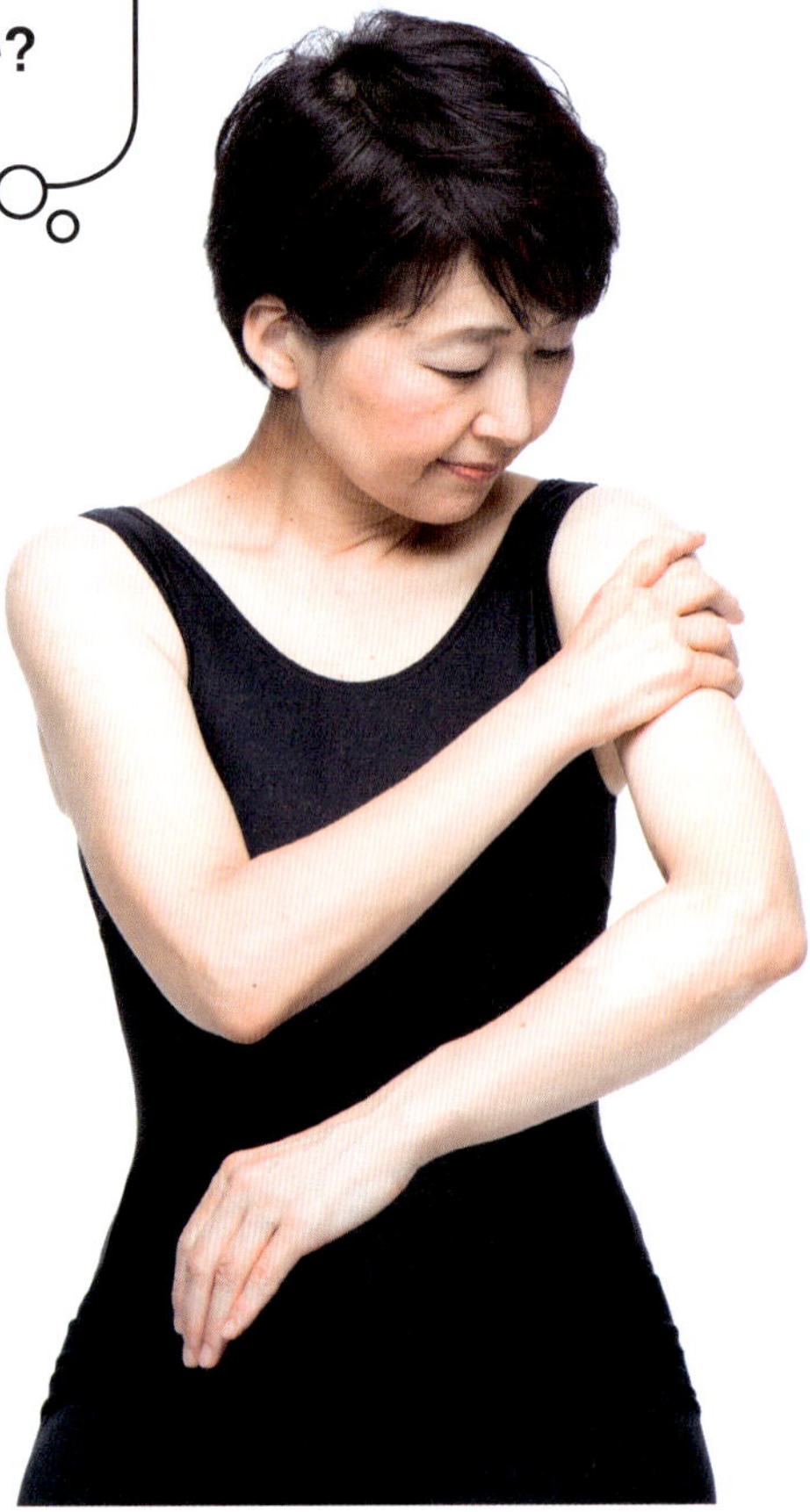

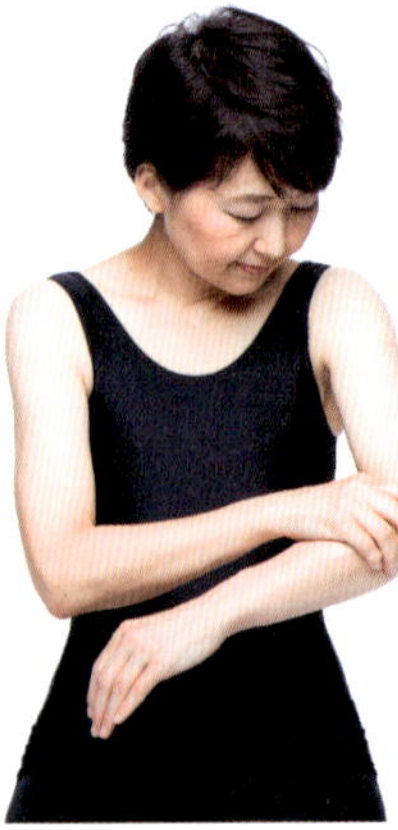

ひじ下や腕の内側まで、腕全体をさわる。

お腹

姿勢よく座り、おへその横、上、下、わき腹をさわる。あぶら身をたくわえて冷えていないか、背すじをのばしたときに、お腹の奥で硬くなる筋肉がちゃんとあるかどうか。わき腹の奥に筋肉があるかも確認する。

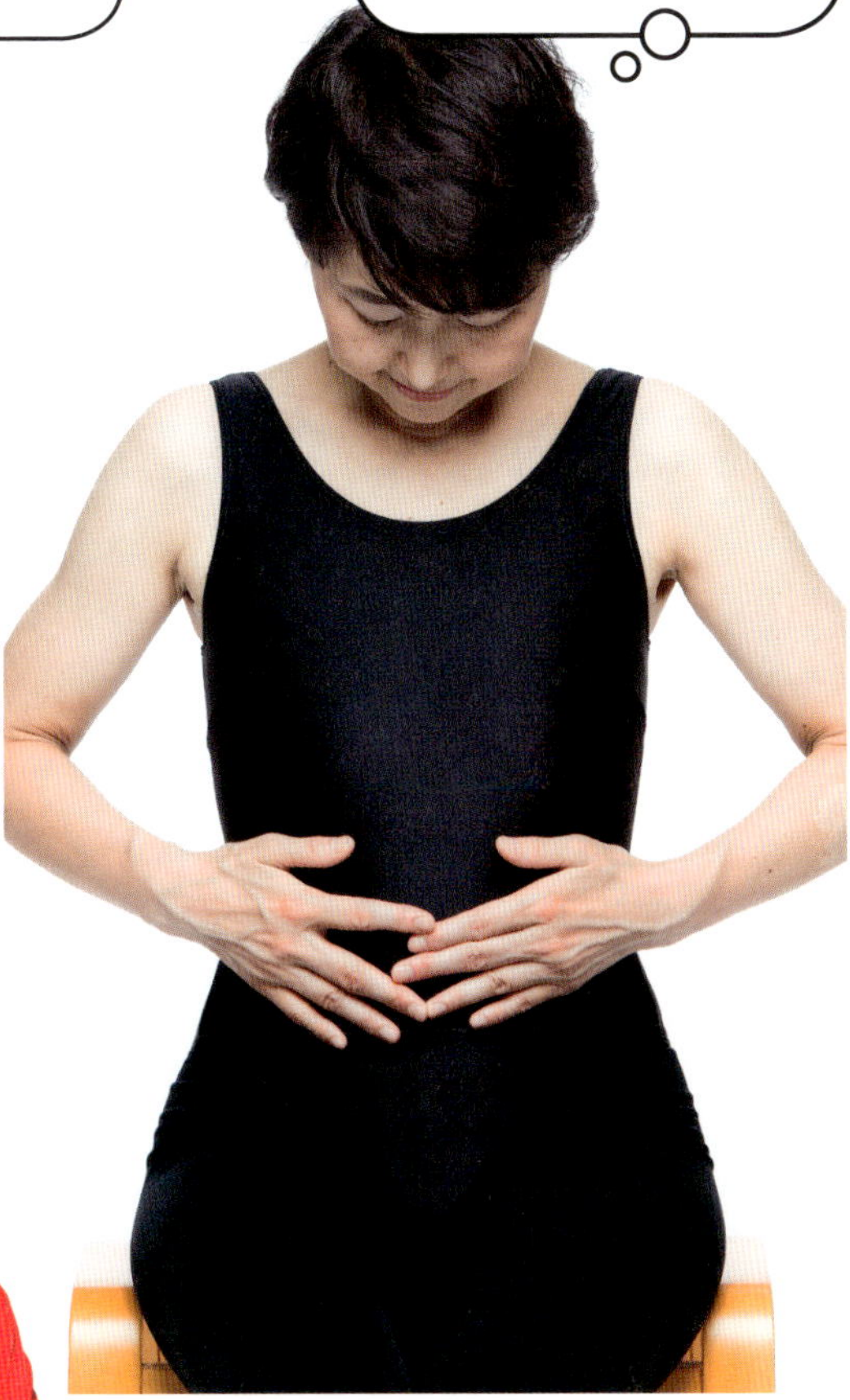
手とお腹、
どっちが
あったかいかな?

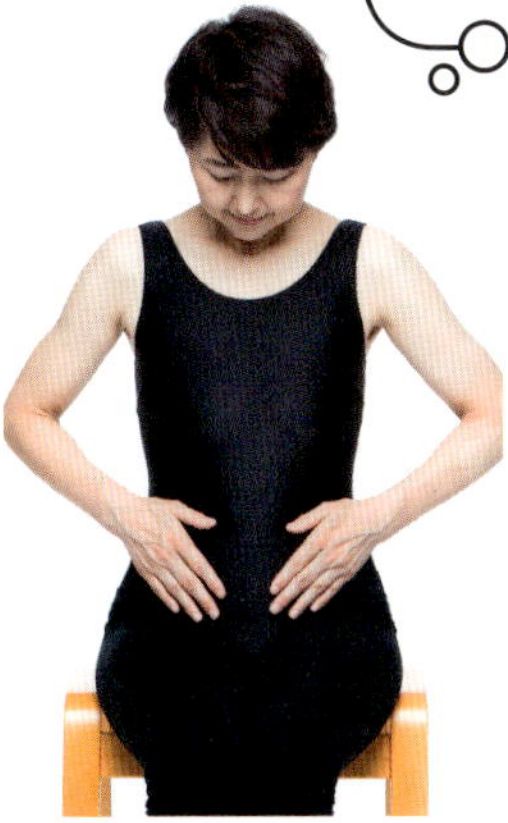
たるんで
ないかな?

つかむとより深く感じ取れる。

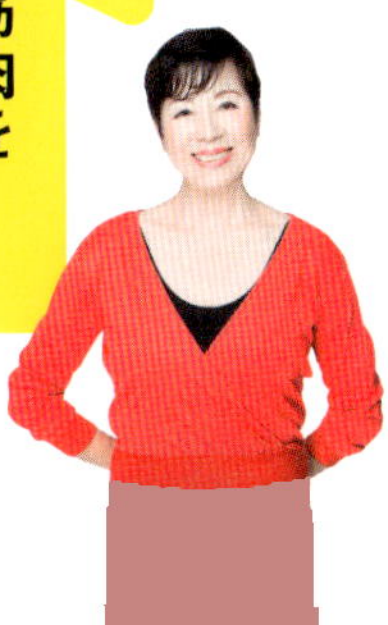
お腹の筋肉を
弱らせると全身が
弱ってきますよ!

おしり

腰の下から、ももとの境目、おしりの横までをくまなくさわる。気づかないうちに弱ってきていないか、あぶら身が増えてぶよぶよしていないかと、様子を感じとる。おしりに力を入れることができるか、力を入れると筋肉が硬くなるかを確認してみる。

筋肉が
弱っていない？

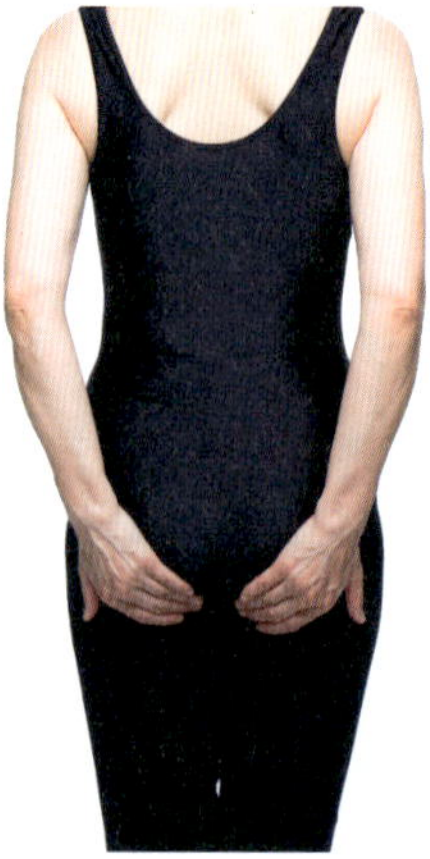

おしりの筋肉で背骨を支えているんだと思ってさわる。

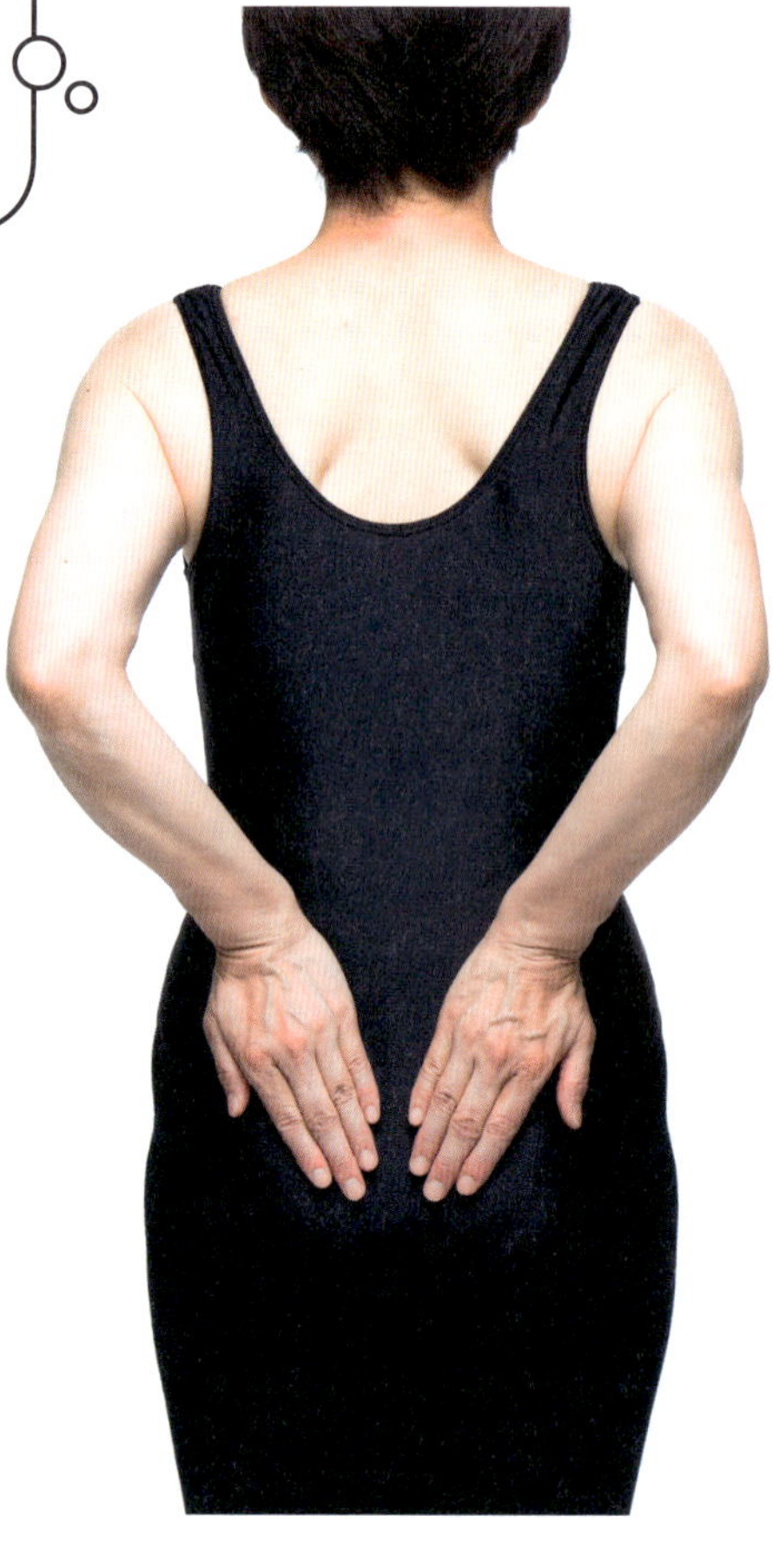

太もも

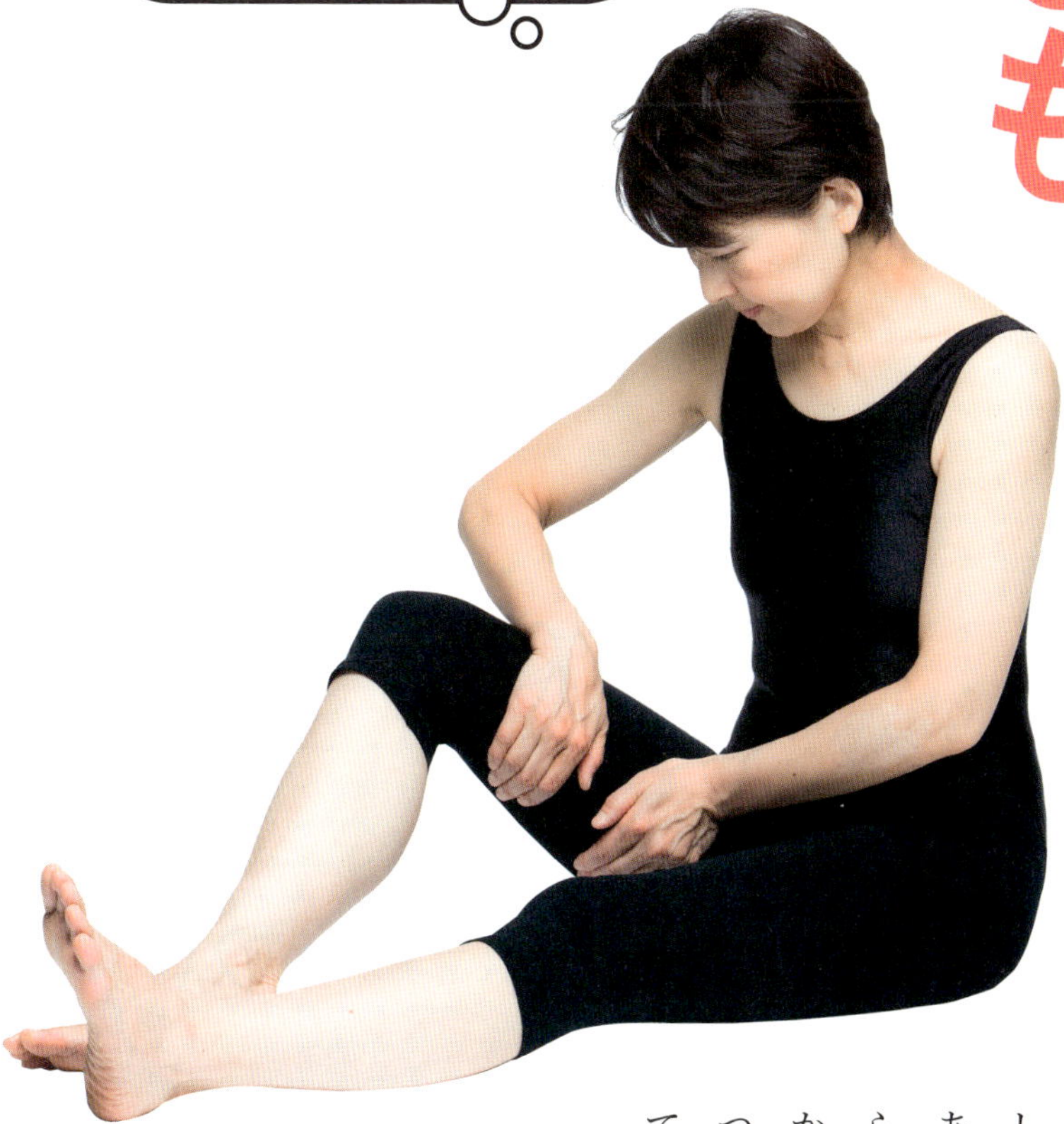
あっ、
だるだるだ!!

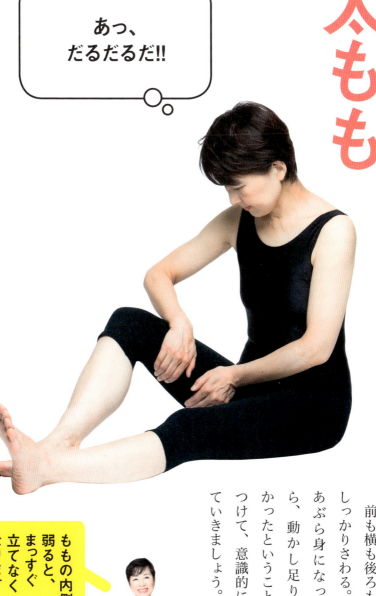

前も横も後ろも内側もしっかりさわる。弱ってあぶら身になっていたら、動かし足りていなかったということ。気をつけて、意識的に動かしていきましょう。

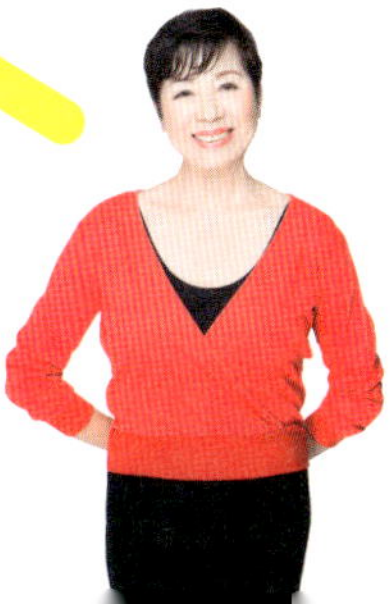
ももの内側が弱ると、まっすぐ立てなくなります

足の裏

ガサガサして
乾いていない?
土ふまずはある?

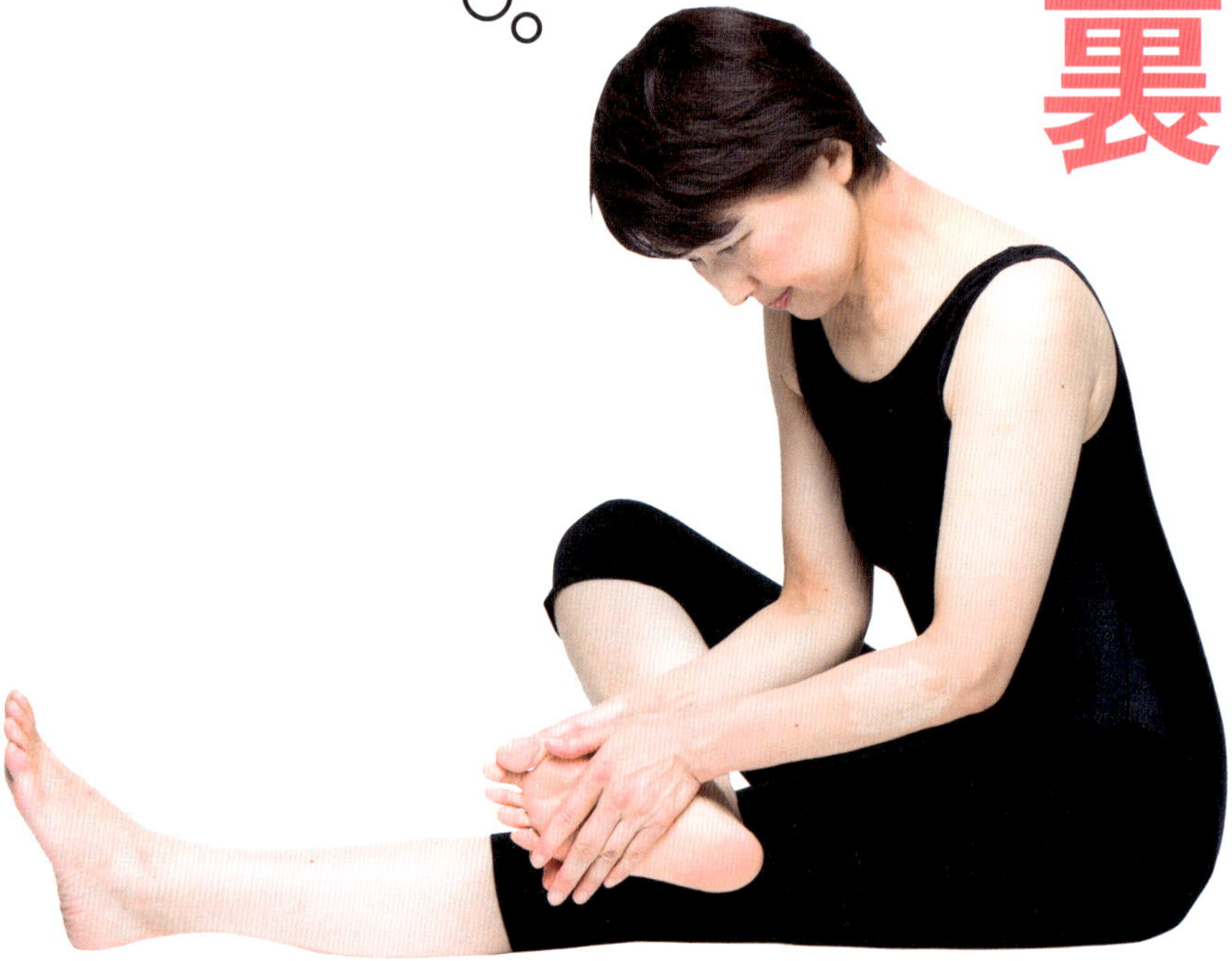

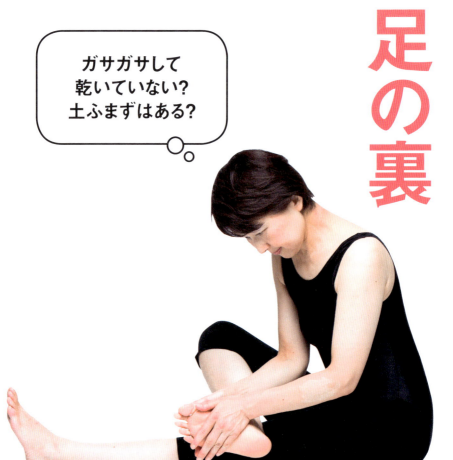

脚をのばして座り、かかと、指と指の間、指のつけ根まで、足の裏全体をすみずみまでさわる。

土ふまずはちゃんとある？　かかとがガサガサしていない？　タコやウオノメ、水虫ができていない？　爪がうもれていない？　足指をさわるとちゃんと手指が触れていることがわかる？　指が冷たくなっていない？　弱ってしおれていない？

手で自分の体を感じとってください！

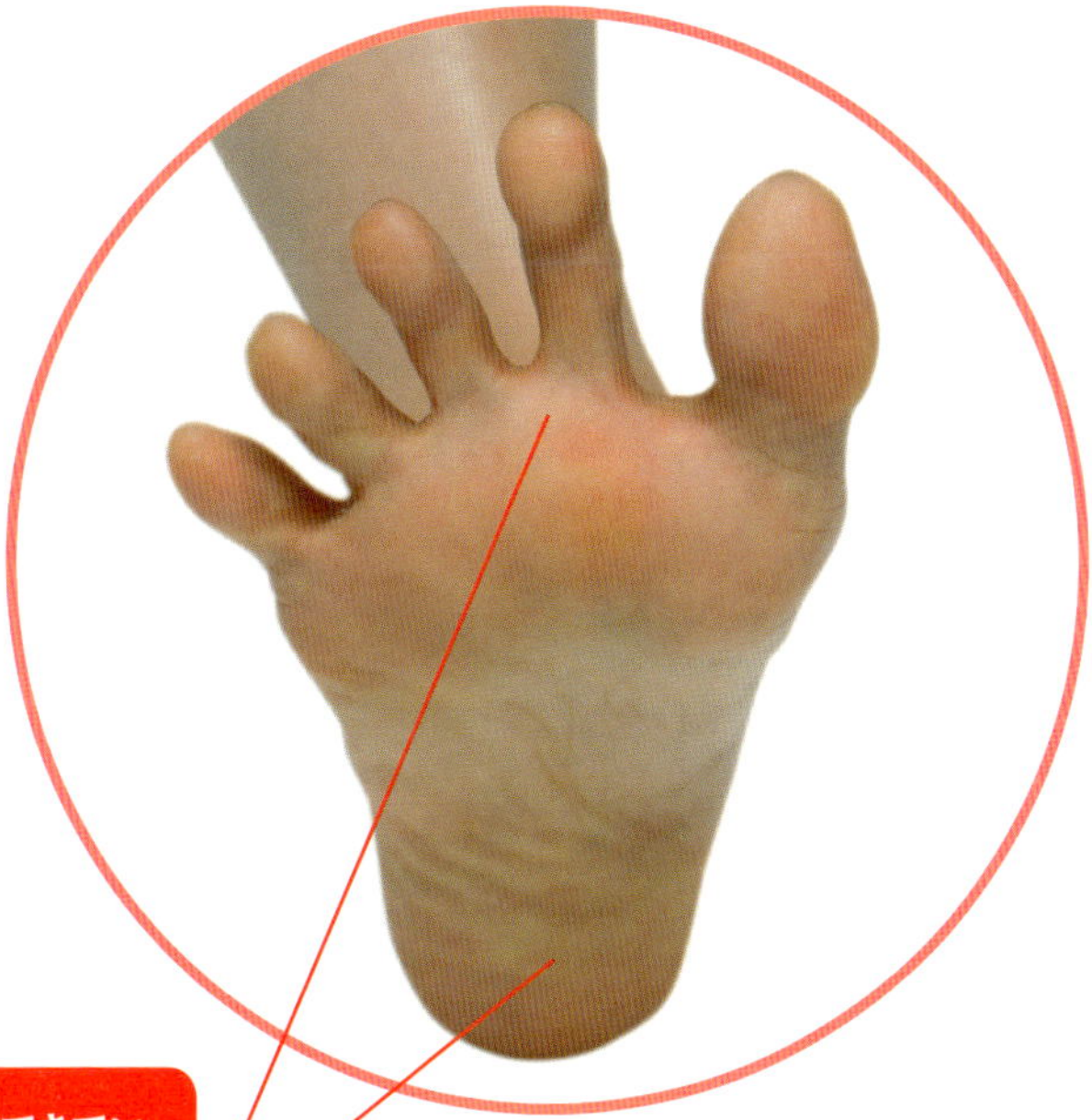

つけ根にタコができていないか、かかとをほったらかしにしてガサガサにしていないか、さわって確認する

ふだん手でさわることのない足の裏はさわるだけで、感覚がよみがえり、頭もはっきりしてきますよ。

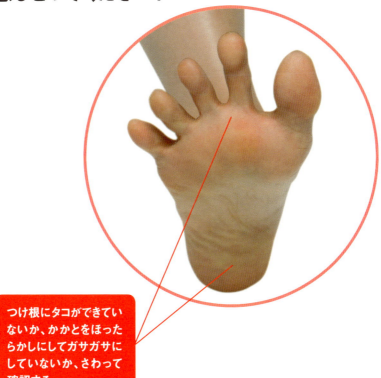

ふくらはぎ

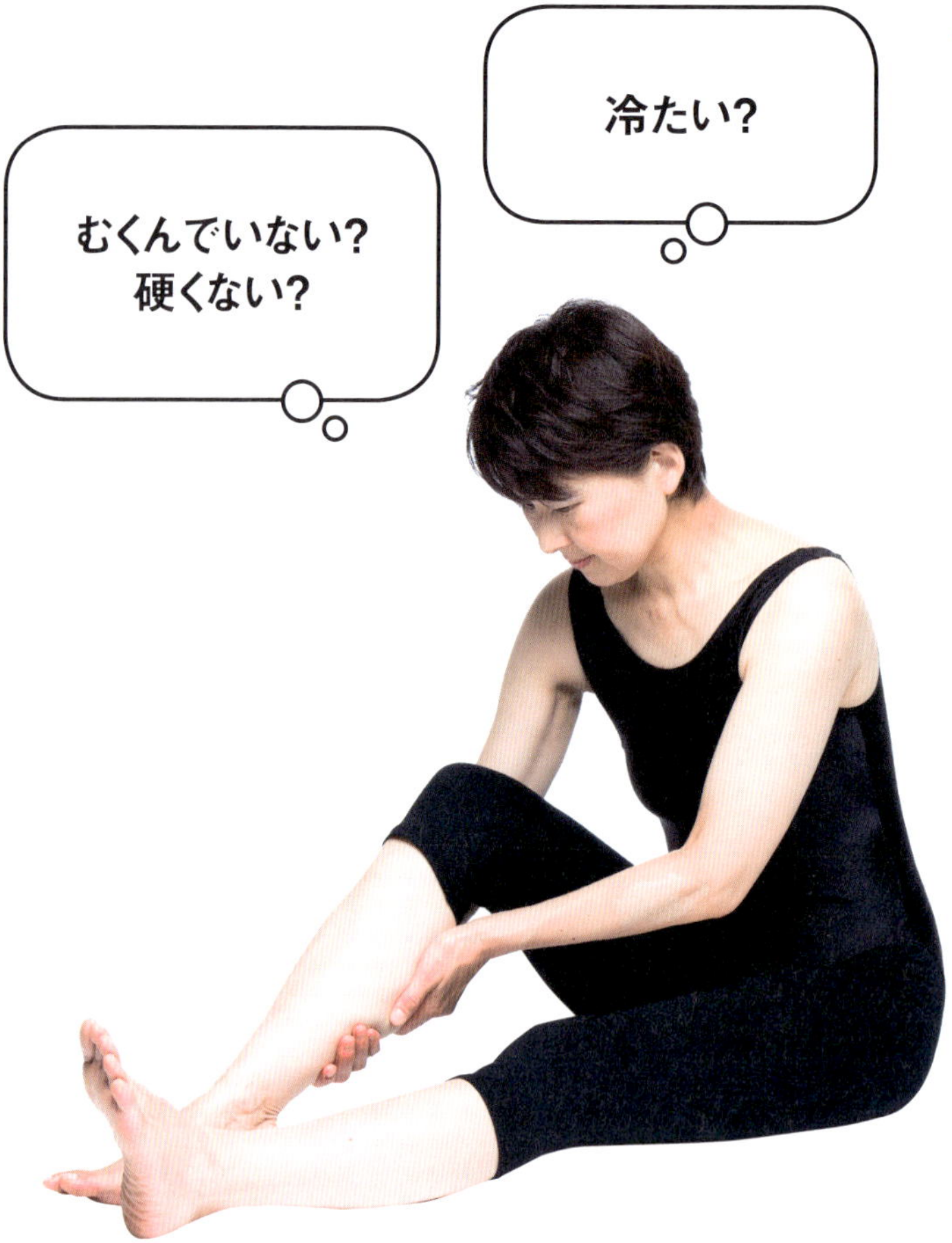
冷たい？
むくんでいない？
硬くない？

ふくらはぎは足の血液を心臓に戻す要所。冷えて血流が悪くなっていないか、むくんでいないか、硬くなっていないかを、しっかりと手で感じとる。

　すねがカサついていないか、アキレス腱のまわりにあぶら身がついていないかも、手でさわって確認する。

　手であたためるだけで、脳も体もよみがえってきますよ。

脳に近いから五感も冴える！

頭・顔から脳がよみがえる

毎日のちょっとしたことにも感動できる感覚がよみがえる

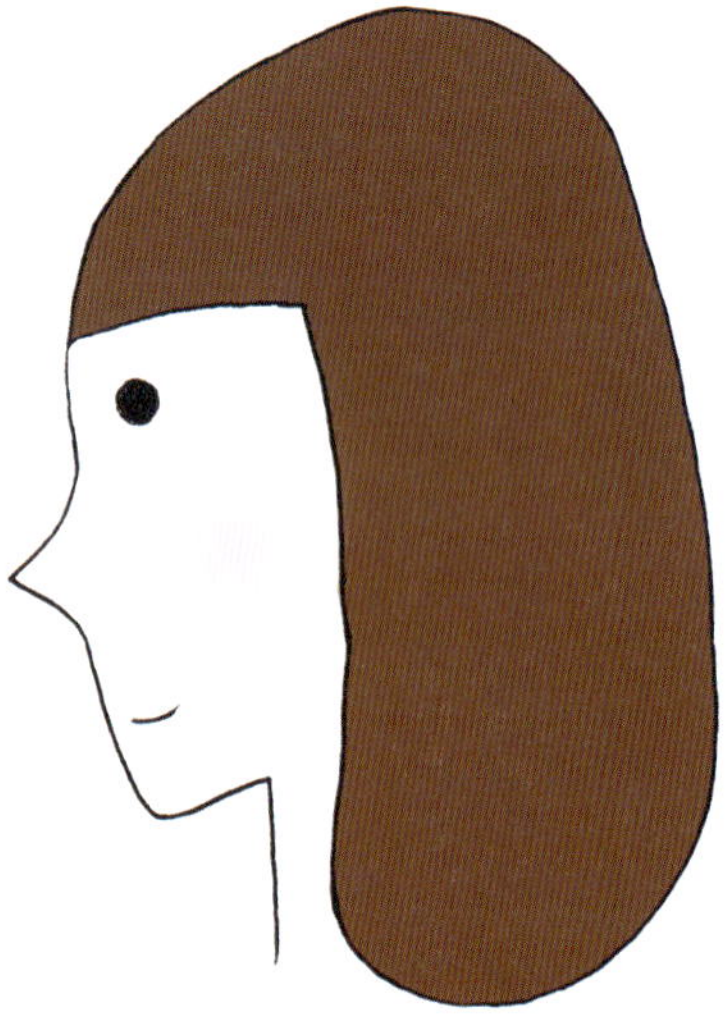

口を大きく開けることで脳が活発に働く

口をわざと大きく開けてみてください。それだけで目、耳、鼻、口、皮膚の五感すべての感覚が鋭くなります。なぜ口を開けるだけでここまで脳が活性化するのでしょうか。

口を動かすということはかむことに通じます。かむことはすなわち食べることにつながります。かめなくなり、食事ができなくなったら生物は生きられません。口を大きく開けたり、かんだりする筋肉は脳につながっています。その筋肉に脳が反応して活発に働くようになるのです。

脳に近い顔と頭をさわってしっかり刺激する

手のひらで自分の顔を包んで顔の筋肉を感じとってみてください。あなたの顔は、あなたの脳の状態を如実に表しています。顔や顔につながる頭皮は頭蓋骨を包み、脳を守っています。

「この頭蓋骨の中に私の脳があり、目も口も、鼻も耳もすべてを働かせてくれている」

と思いながらていねいにさわってください。鼻の軟骨、口のまわり、まぶたもていねいに。耳も引っ張ったり、軟骨の裏も忘れずにさわったりしましょう。頭がぼんやりして脳の働きが停滞しているなと思ったら、指で頭皮を刺激してみましょう。指先で、頭皮に包まれた頭蓋骨までしっかりさわり、血液の流れをよくしましょう。

次のページからご紹介する動きをひと通り終わると、視覚、聴覚、触覚、味覚、嗅覚といった五感が格段に冴えていることがわかるでしょう。毎日のちょっとしたことにも感動できる感覚がよみがえり、いろいろなことにチャレンジする活力もわいてきます。

脳はそもそも前向きなのです。生活が楽しくなれば、老化もストップ！　アンチエイジングにも役立ちます。

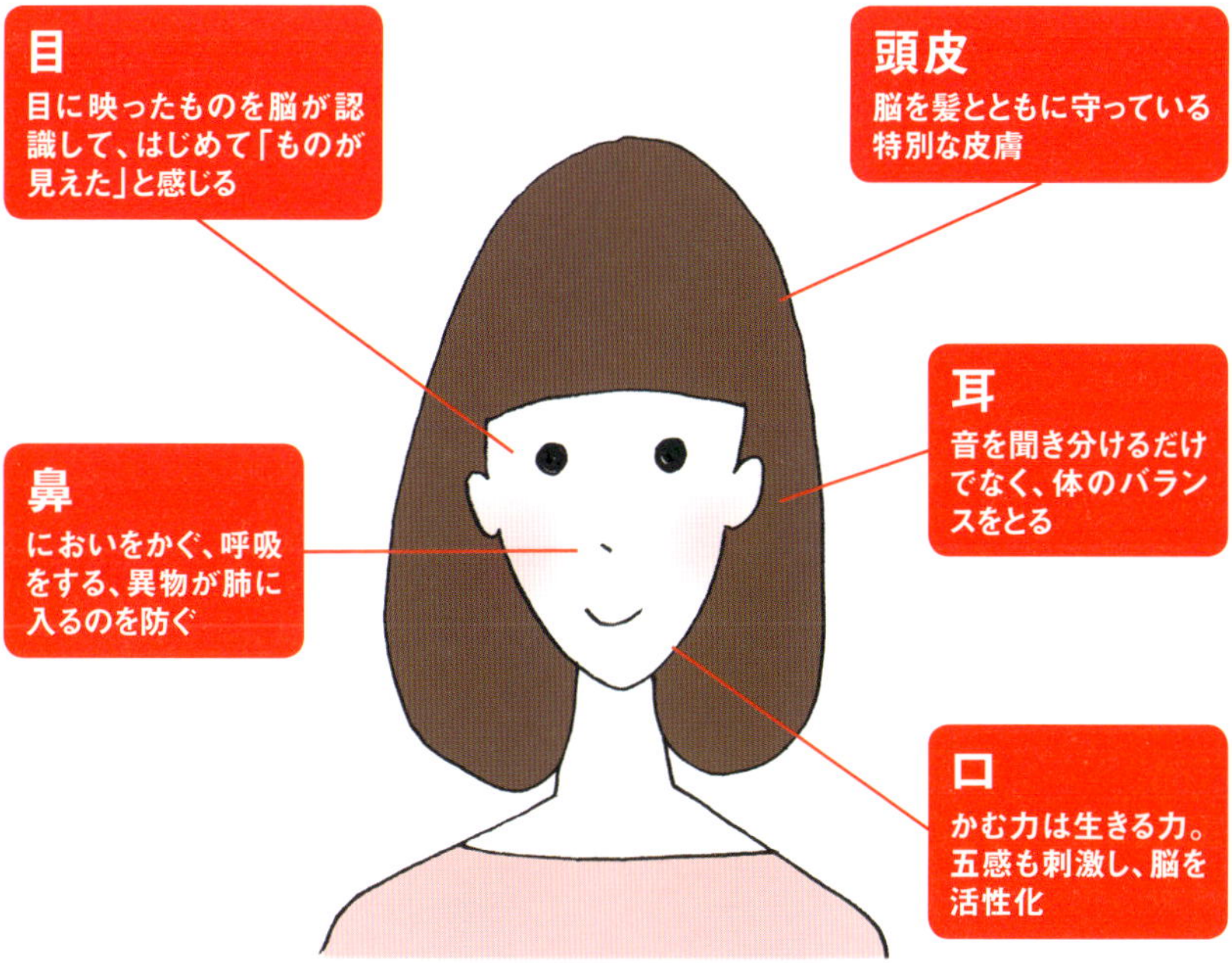
目
目に映ったものを脳が認識して、はじめて「ものが見えた」と感じる
頭皮
脳を髪とともに守っている特別な皮膚
耳
音を聞き分けるだけでなく、体のバランスをとる
鼻
においをかぐ、呼吸をする、異物が肺に入るのを防ぐ
口
かむ力は生きる力。五感も刺激し、脳を活性化

頭皮を指で押す

ここで押す

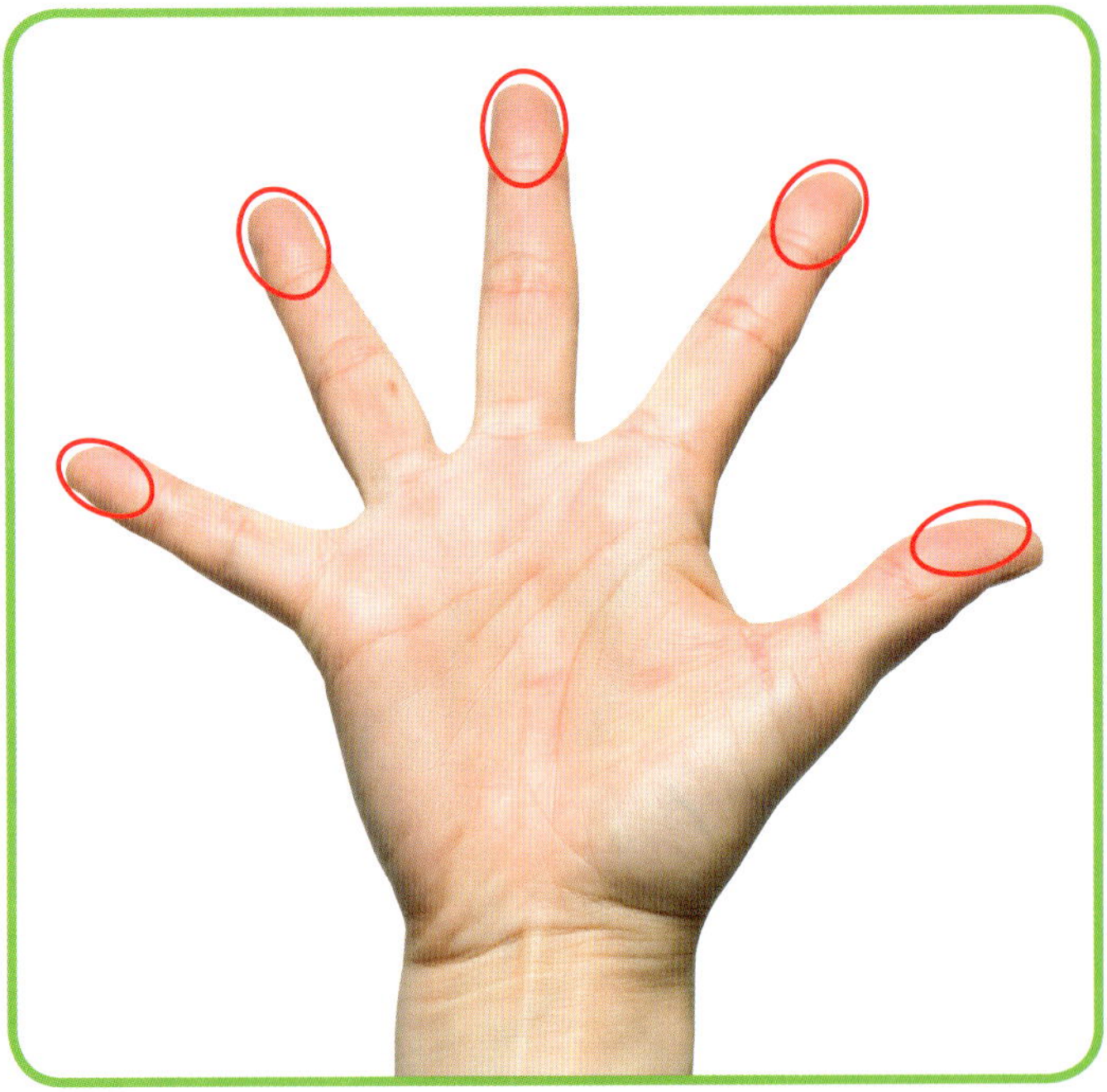

指で頭皮を刺激して血流をよくする

指先を頭皮にあてて、頭を十分に刺激する。頭蓋骨がしっかりしているか、頭皮がぶよぶよしていないか、硬くなっていないか感じとる。

頭皮はさわられている指の刺激を感じ、指はさわっている頭皮の状態を探る。指先に意識を向け

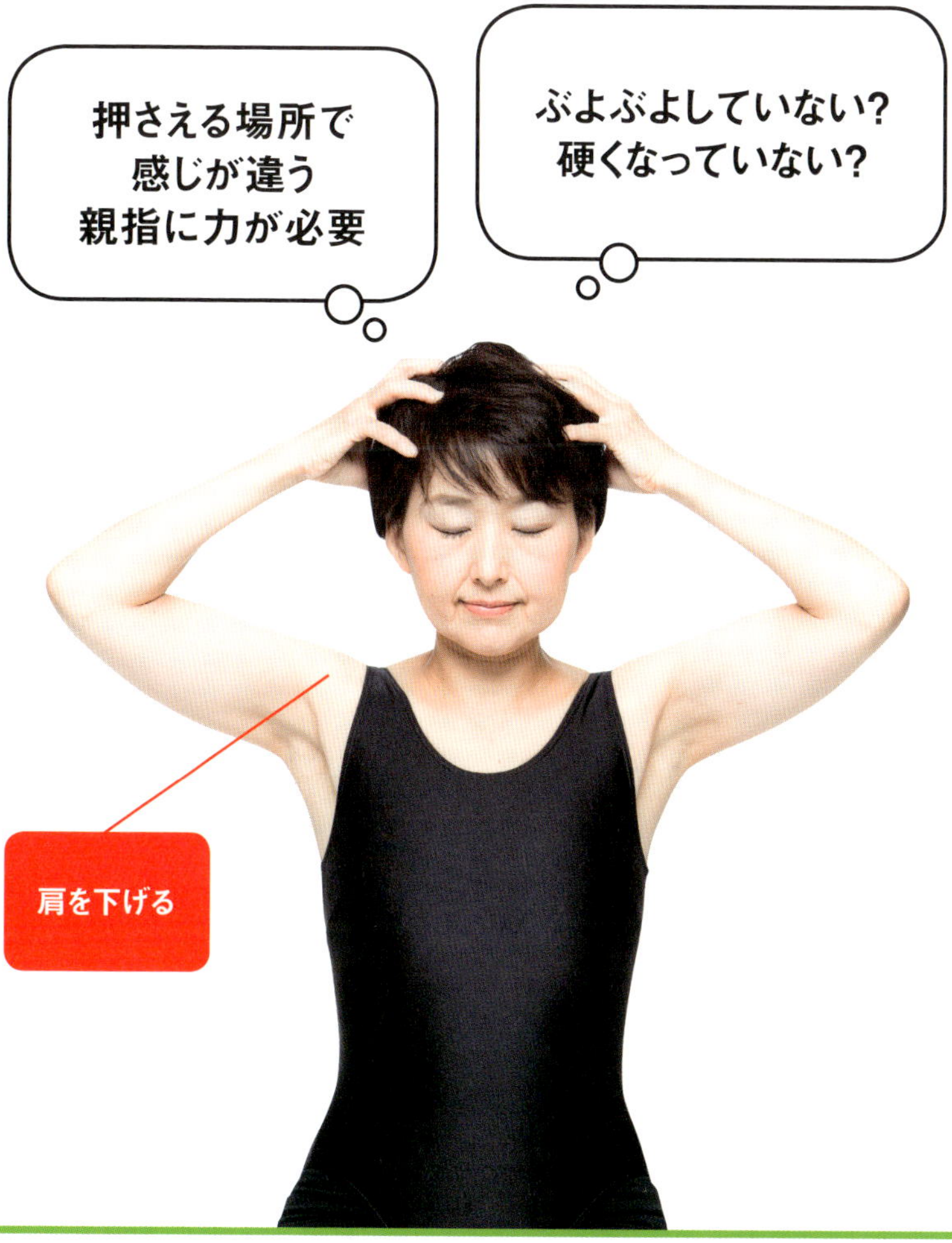
押さえる場所で
感じが違う
親指に力が必要
ぶよぶよしていない?
硬くなっていない?
肩を下げる

て、注意深くさわってみる。

自分の状態を感じとれるのは、自分でさわったときだけです。

腕と一緒に肩が上がらないように注意してください。

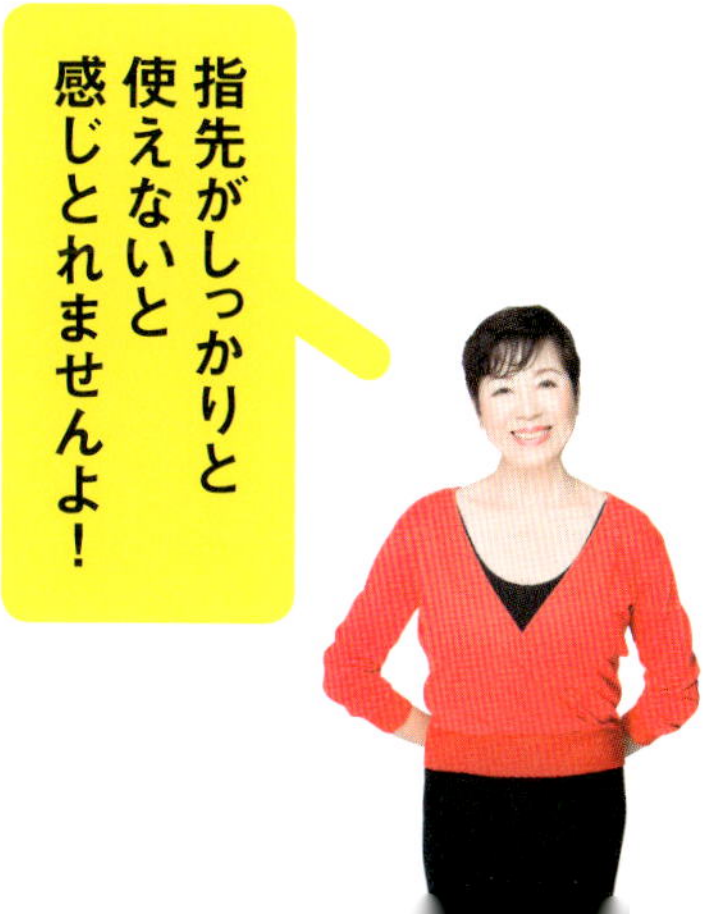
指先がしっかりと
使えないと
感じとれませんよ!

目をぐるりと動かす

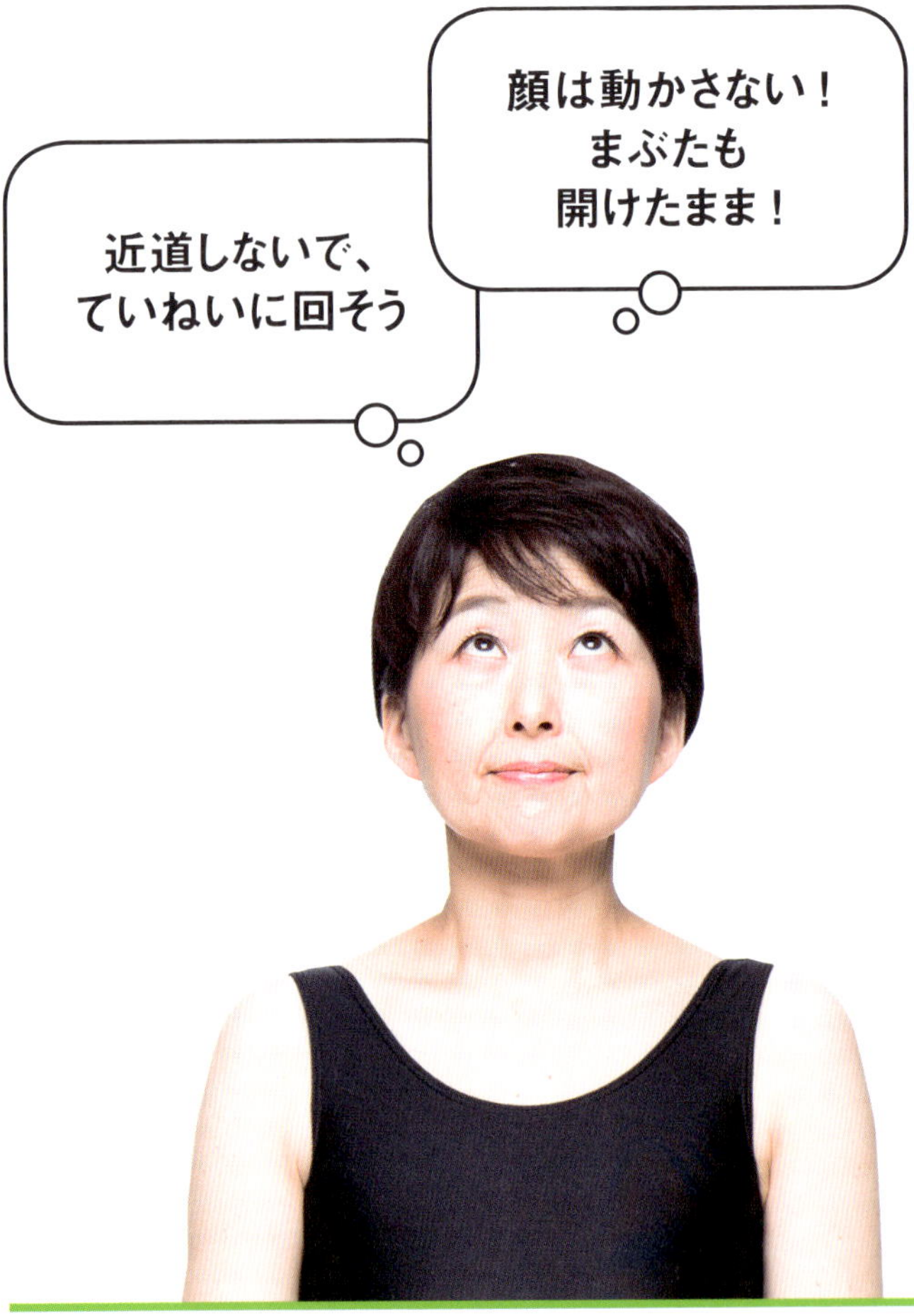
顔は動かさない！
まぶたも
開けたまま！
近道しないで、
ていねいに回そう

少しずつ ゆっくり、大きく ていねいに回す

顔を正面に向けて、最初に目玉を上↓下↓右↓左とゆっくり動かしてウォーミングアップ。次は、斜め下、斜め上にも動かす。最後にていねいにぐるりと1周回す。逆回しもする。

目玉を支えている筋肉を動かして回すと血行が

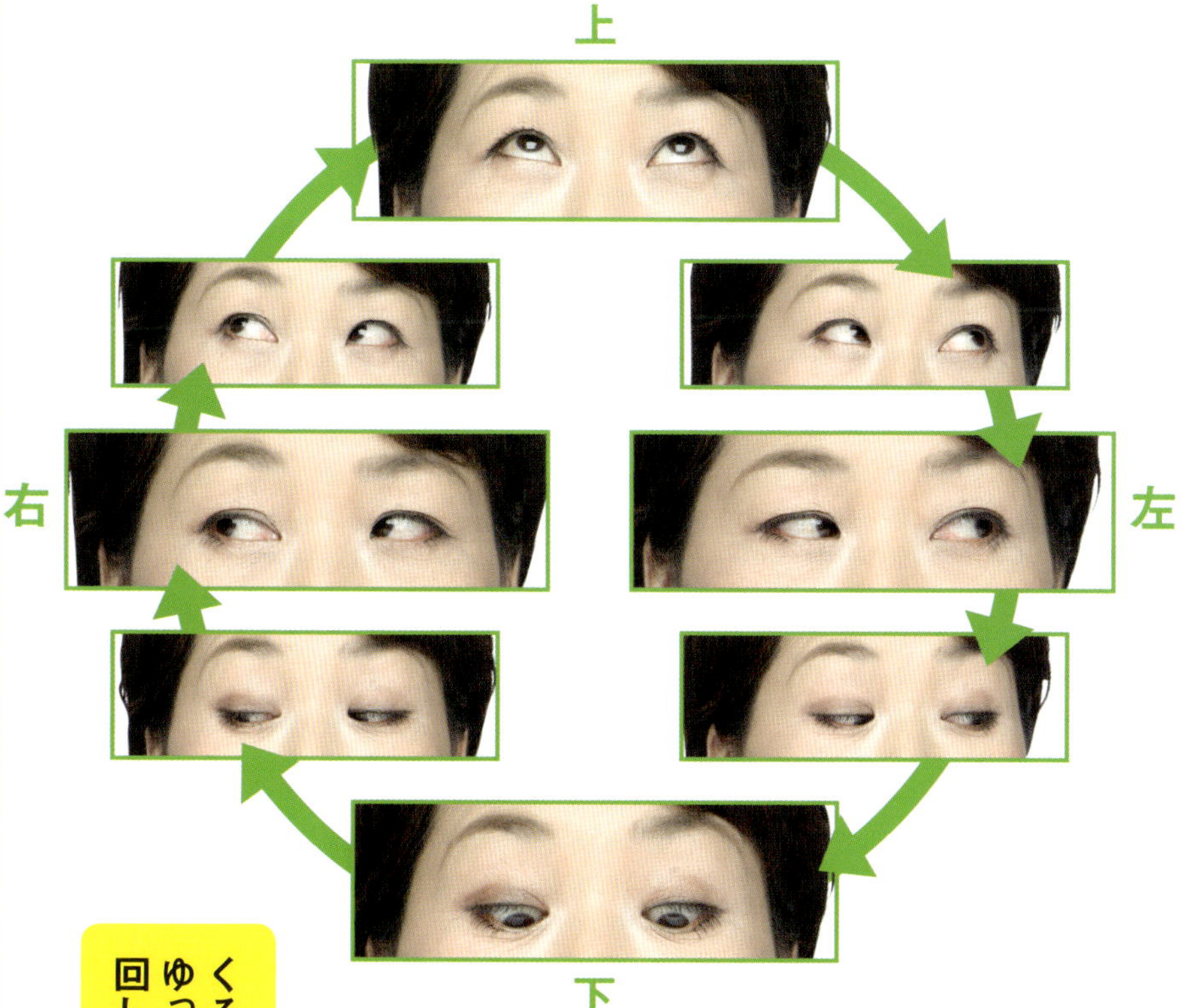

よくなって目がぱっちり開くし、視界がはっきりしてきます。目玉を回すと目のまわりや頭までがジンジンするのは、目玉を支えて動かしている筋肉を意識的に使っているからです。

くるくる回さないで、ゆっくりていねいに回してね

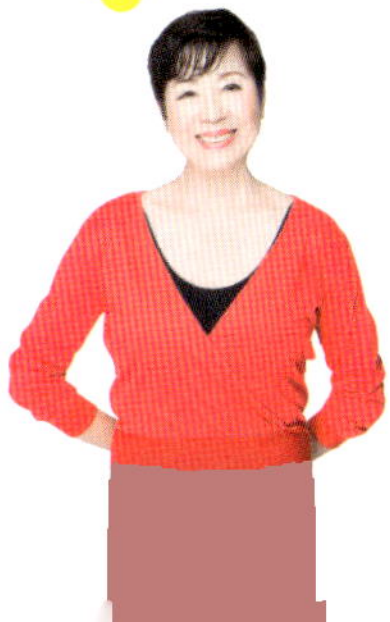

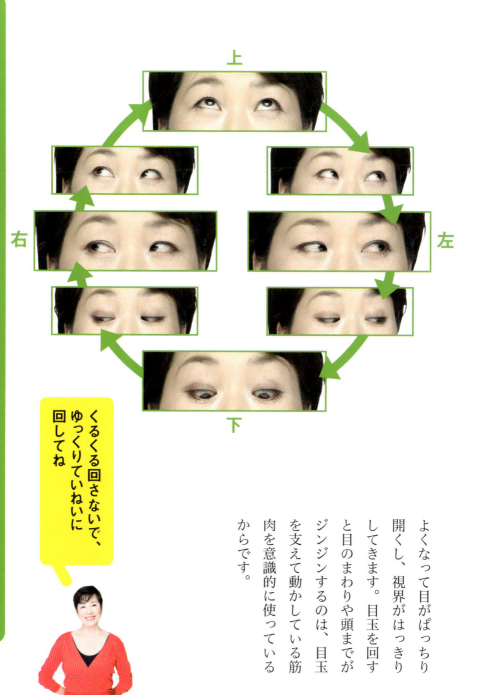

鼻の両わきを指で押す

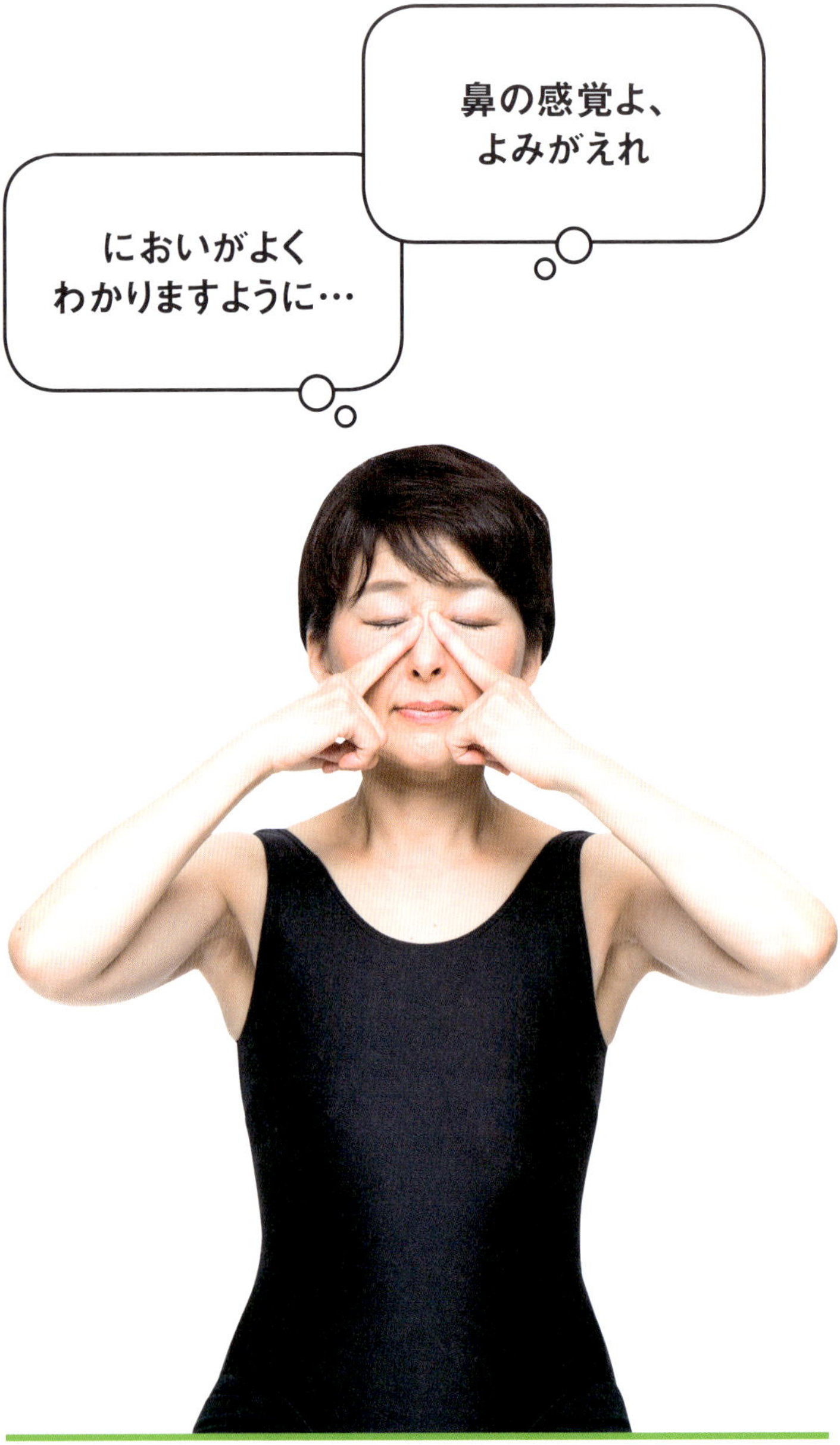
鼻の感覚よ、よみがえれ
においがよくわかりますように…

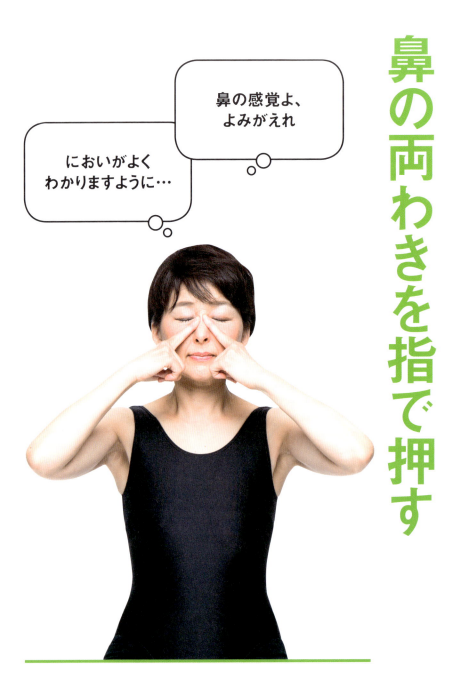

脳をはっきりさせて嗅覚をみがく

鼻を左右から指で押さえる。手を添えることで、脳で指と鼻の感覚をよく感じとることができる。

嗅覚をつかさどる脳がはっきりしてくれれば、においがよくわかるようになり、呼吸もしやすくなります。しょっちゅうさわるようにして、いつでも嗅覚を冴えた状態にしておきましょう。

お腹をゆるませて指を添えて鼻から息を吸うのと、背すじをのばして指を添えて息を吸うのとでは、呼吸の深さが違っているのがわかりますか？

呼吸以外に、ゴミや菌などの異物を防ぎ、温度と湿度を調節するエアコンの役割も！

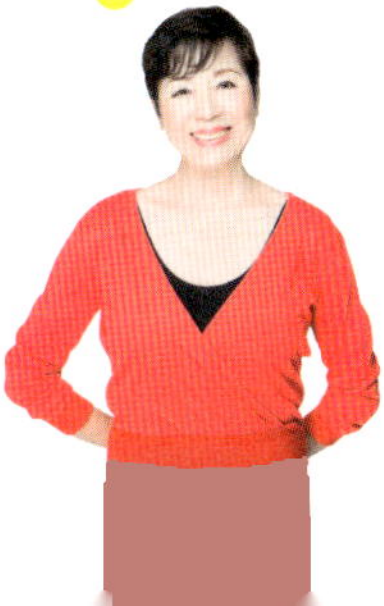

耳を引っ張る

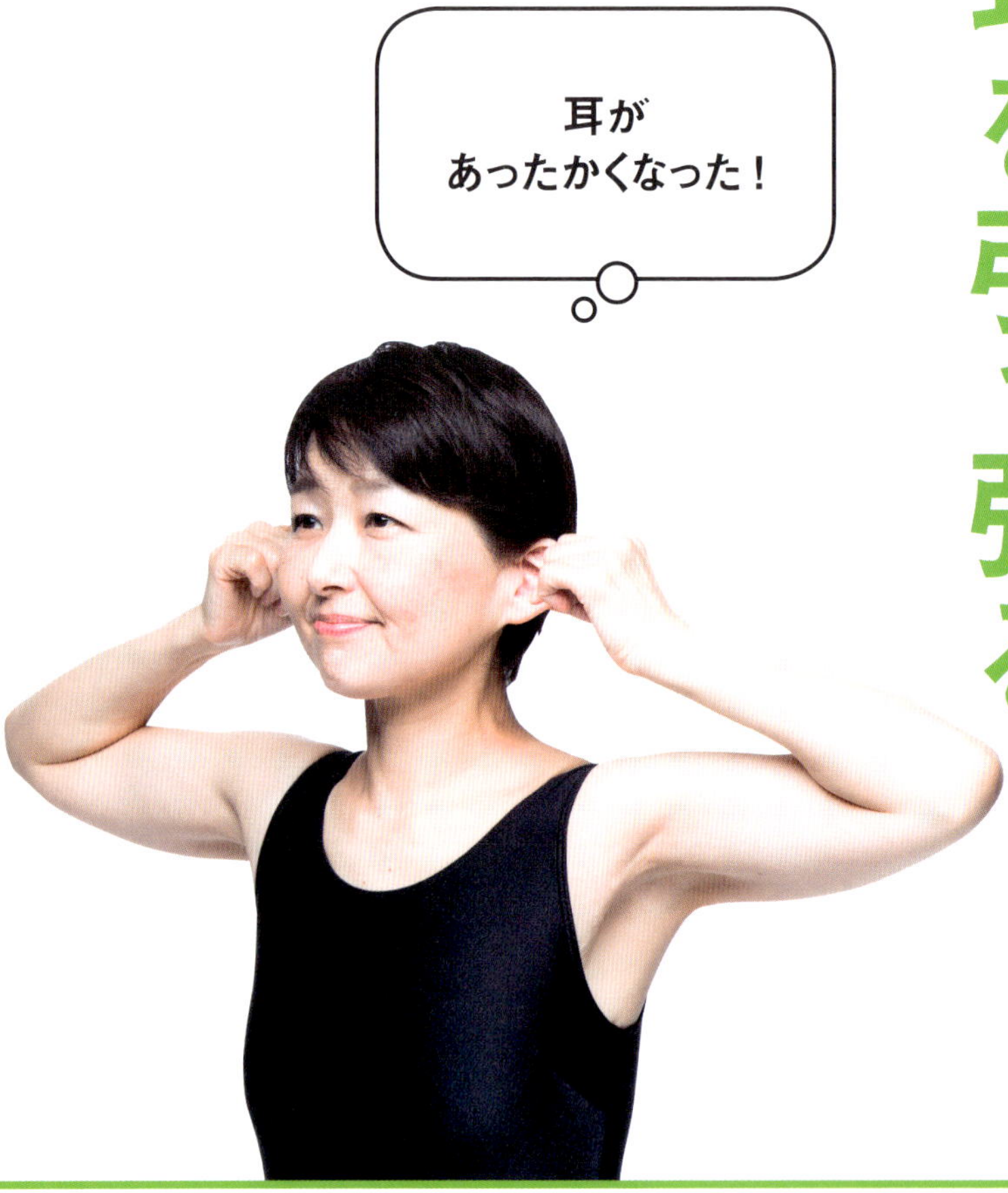

耳の外側だけでなく内側も刺激する

両手で両耳をつかんで真横や上下左右、あちこちに引っ張る。耳の上、耳たぶをつかんでしっかりと。耳の外側だけでなく、耳の穴に人差し指を軽く入れて、奥のほうからも引っ張る。

外側と内側、耳全体の血行がよくなると耳の聞

脳に刺激が
届く感じ

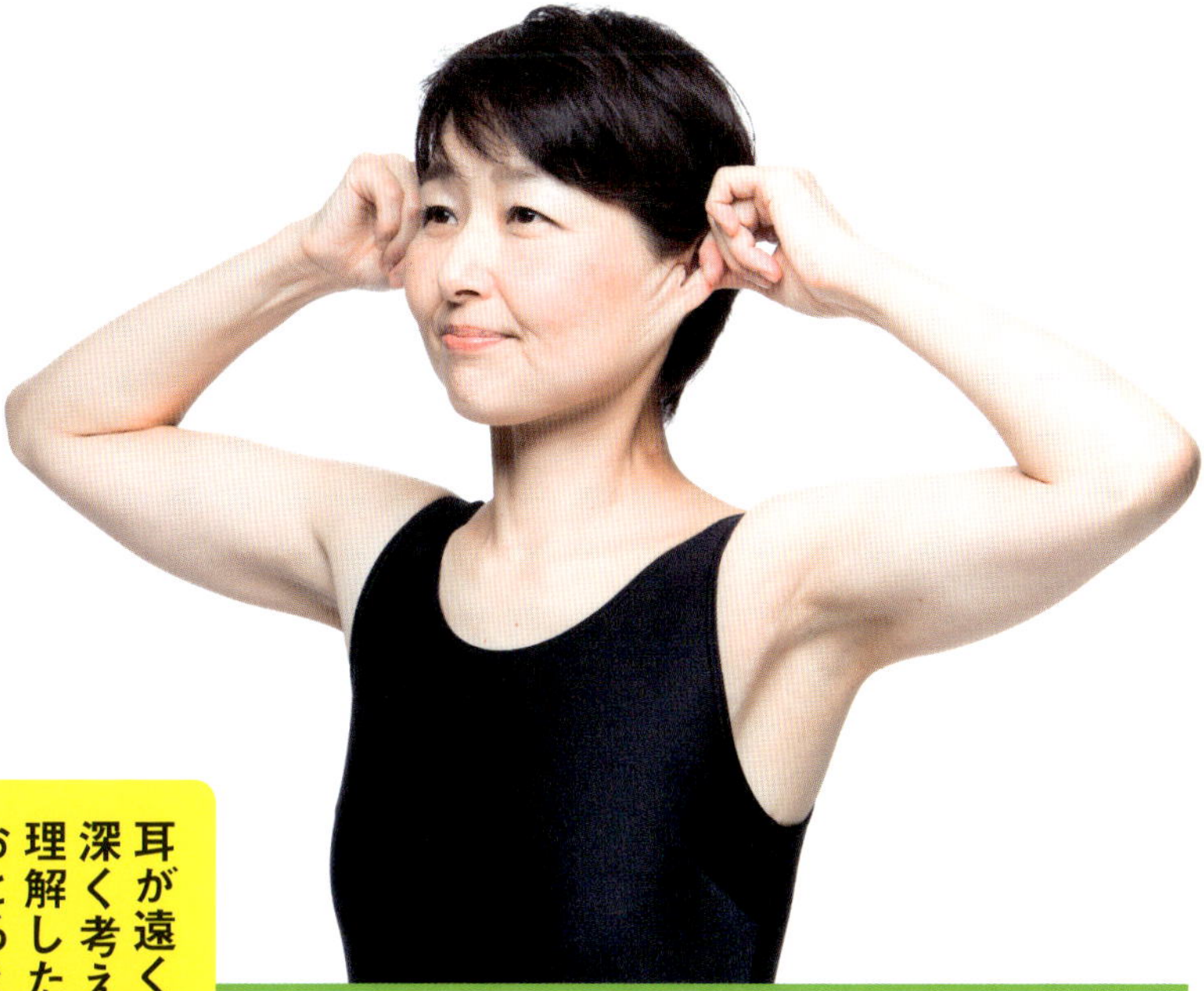

こえがよくなります。音を聞き分けるだけでなく、体のバランスをとるのも耳の重要な役割です。

聴覚を含めた五感を刺激することは、脳を活性化することに直結します。

耳が遠くなると、
深く考えたり、
理解したりする力が
おとろえます！

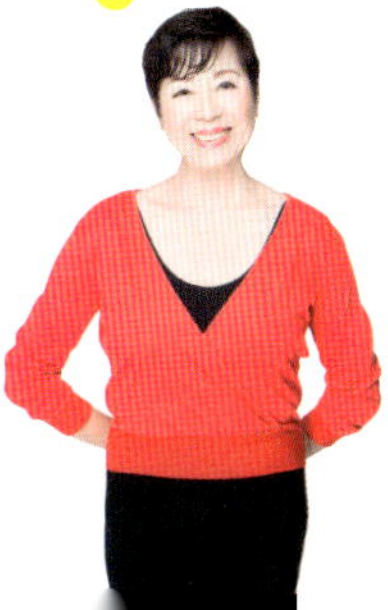

口を開いて指を入れる

指が2本
入るかな?

耳の前にある
顎関節から
大きく開く

頭蓋骨が
引きしまる感じ……

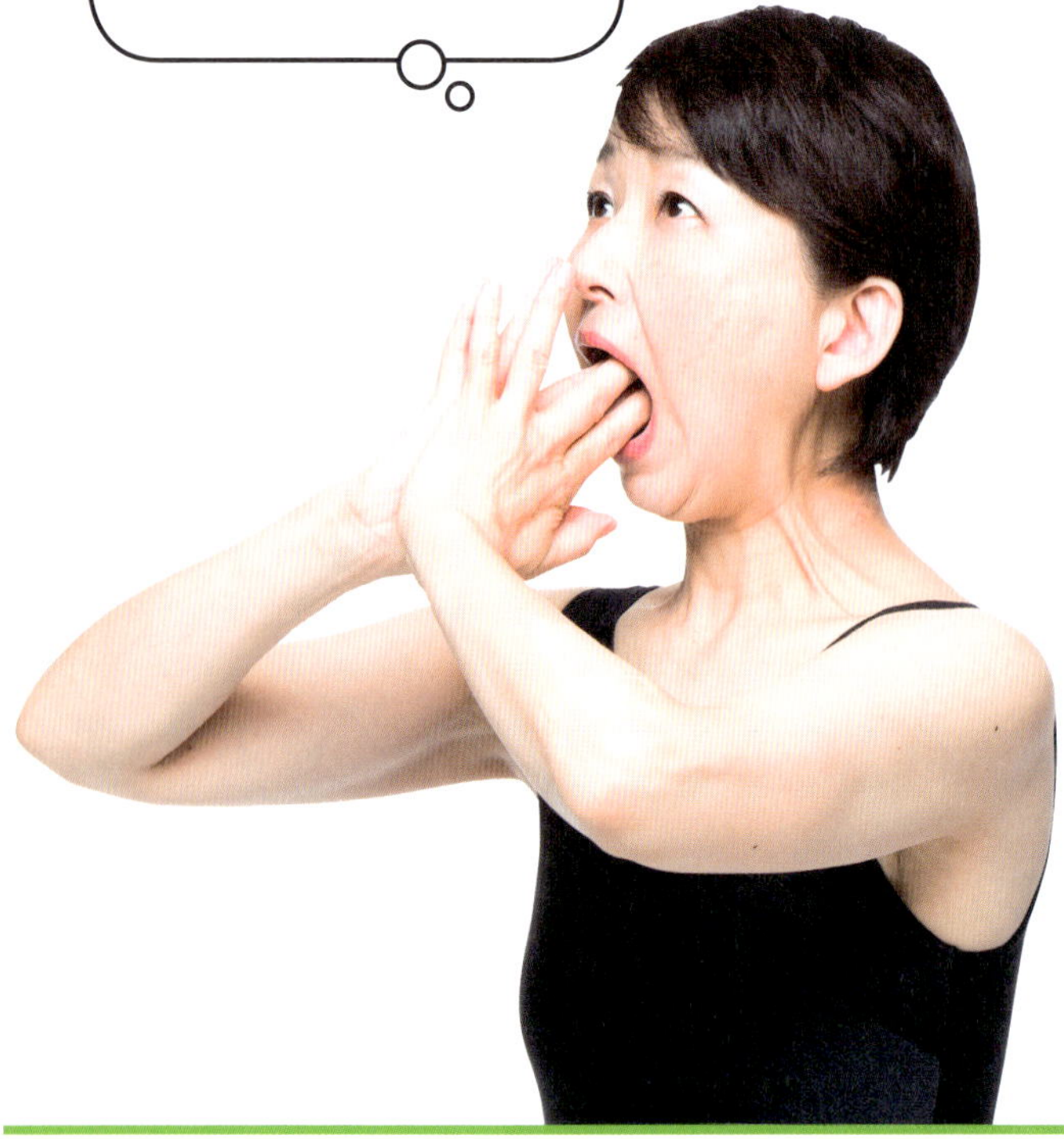

筋肉が育ったらチャレンジ

**口が大きく開くようになり、
2本指がラクに入るようになったら、
3本に挑戦してみよう。
でも、無理は絶対禁物！**

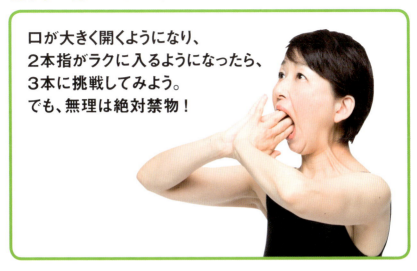

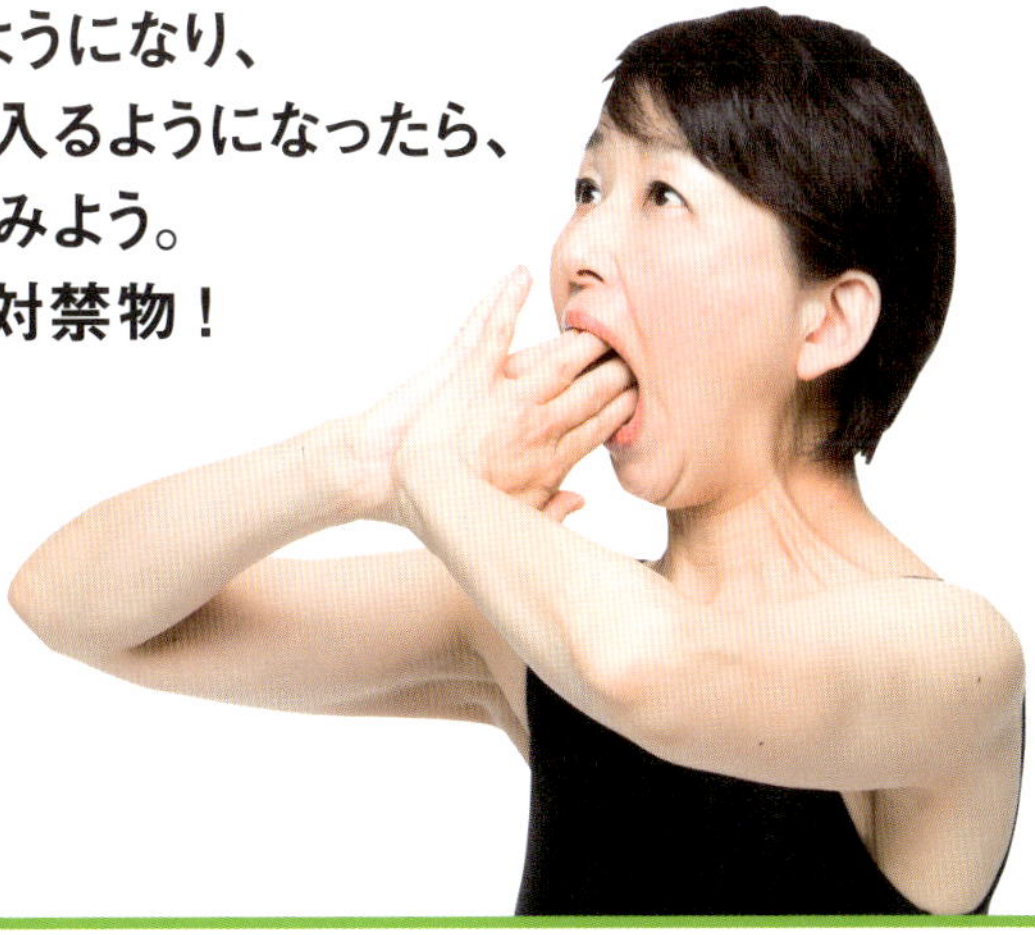

開かないからと無理は禁物

口を大きく開き、両手の人差し指と中指を入れる。目も大きく開いて顎関節から開く。

口を大きく開くと、視覚・聴覚・嗅覚など五感が刺激されます。また、かむ力もついてだ液がよく出るようになります。ただし、絶対に無理をしないこと。

行うのは1日に1度だけ。そのとき、口を開くのは3回までにしてください。ふだんから、しっかりかむことも大事です。

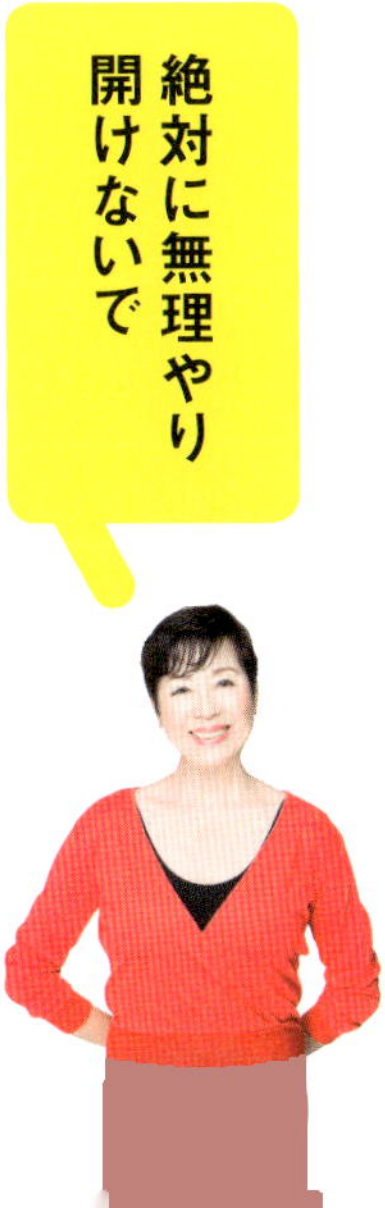
絶対に無理やり開けないで

脳いきいきトピックス
2

「やる気」のパワーが脳科学的に解明

損傷すると二度と再生できない脳細胞
それでも病気や怪我のリハビリで、
「脳活」が注目される理由とは？

「脳」は強い意志を応援する

最新の脳科学では、病気や事故で体が不自由になった人が回復するためにも、脳を鍛える「脳活」が重要だということがわかってきました。

脳細胞は一度損傷すると、二度と再生できません。そのため、これまでは脳細胞の損傷が原因で体が麻痺した場合、回復することは難しいと言われてきました。ところが２０１５年に産業技術総合研究所が発表した研究によると、大脳の手を動かす領域を損傷した動物が、リハビリをしていくうちに約1か月後、手の機能を回復。調べてみると、損傷した部分は元に戻ってはいませんでしたが、代わりに脳の別の部分が発達して手を動かす役割を肩代わりする脳の変化が明らかになりました。つまり、手が動かなくなってしまっても「どうしても手を動かしたい、物をつかみたい」と懸命にリハビリをしていくうちに、脳がそれを応援

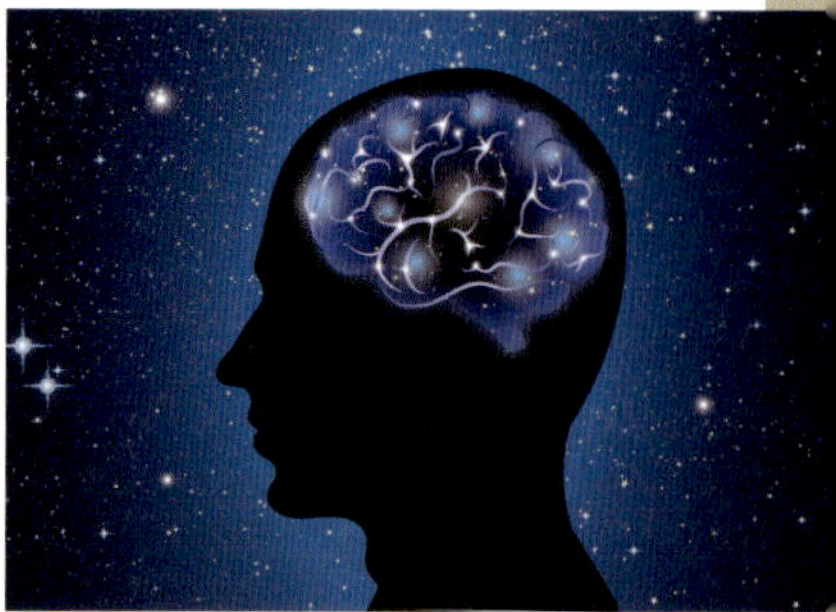

して動くようになるというのです。この失った運動機能を肩代わりする方法は「ニューロ（神経）リハビリテーション」と呼ばれ、今後、さらに研究が進みそうです。

事故や病気など、何らかの事情で体が不自由になってしまったとき、回復のポイントになるのが〝やる気〟です。「どうせ何をやってもムダだ」とあきらめるよりも「絶対によくなってみせる！」と前向きになったほうが、リハビリの効果も上がります。

悲観や落ち込みは悪循環を呼ぶ

生理学研究所が2015年10月に発表した最新の研究によれば、脳のやる気や頑張りをつかさどる「側坐核《そくざかく》」という部分が活性化すると、運動機能を司る「大脳皮質運動野」の働きも活発になることがわかりました。簡単に言えば、やる気を出せば出すほど、筋肉が動きやすくなり、体が動くようになるということです。

これはリハビリだけに言えることではありません。ふだんから運動などで体を動かすことは大切ですが、そのときに体だけを動かしていても不十分。ちょっと動作ができないときに「やっぱりダメだ」と悲観的になってやる気を失ってしまうと、運動機能が低下して、かえって動作ができなくなってしまいます。お手本通りにできなかったり、周囲の人よりも上手でなくても、「なにくそ、がんばるぞ！」とやる気になれば「側坐核」が働き「大脳皮質運動野」も活性化するのです。体が動くようになればますますやる気が出て、好循環のサイクルが生まれます。

人生、うまくいかないときこそ前向きに頑張ることが大切なのは、脳科学によって証明されているのです。

姿勢を正せば脳が目覚める

背骨から脳がよみがえる

ぼんやりしたり疲れやすくなる

背骨は体の中で唯一、脳に直結しています。背中が丸まった猫背は、見た目が悪いだけでなく、脳にもよい影響を与えません。背中が丸まれば、首も折れ曲がるような形になってしまいます。すると、それによって運ばれる血流も酸素も首のあたりで滞るようになって、脳にうまく運ばれません。この流れが悪いと、手足を動かすときの脳の指令も、すばやく届かなくなります。

猫背になってしまうのは、重たい

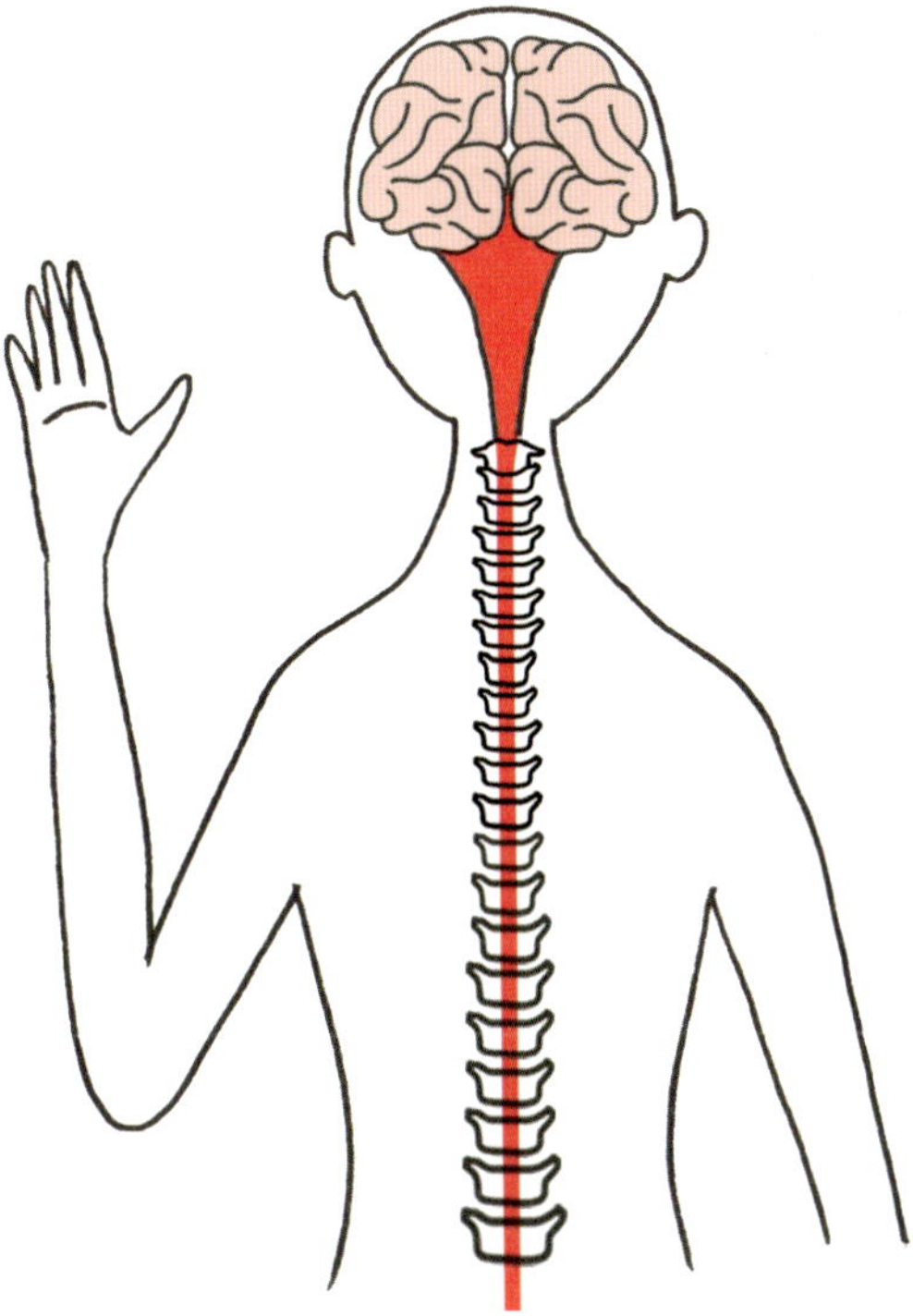

脳から背すじを通っている神経に「右手を上げる」と指令が届いて、はじめて右手が上がります。

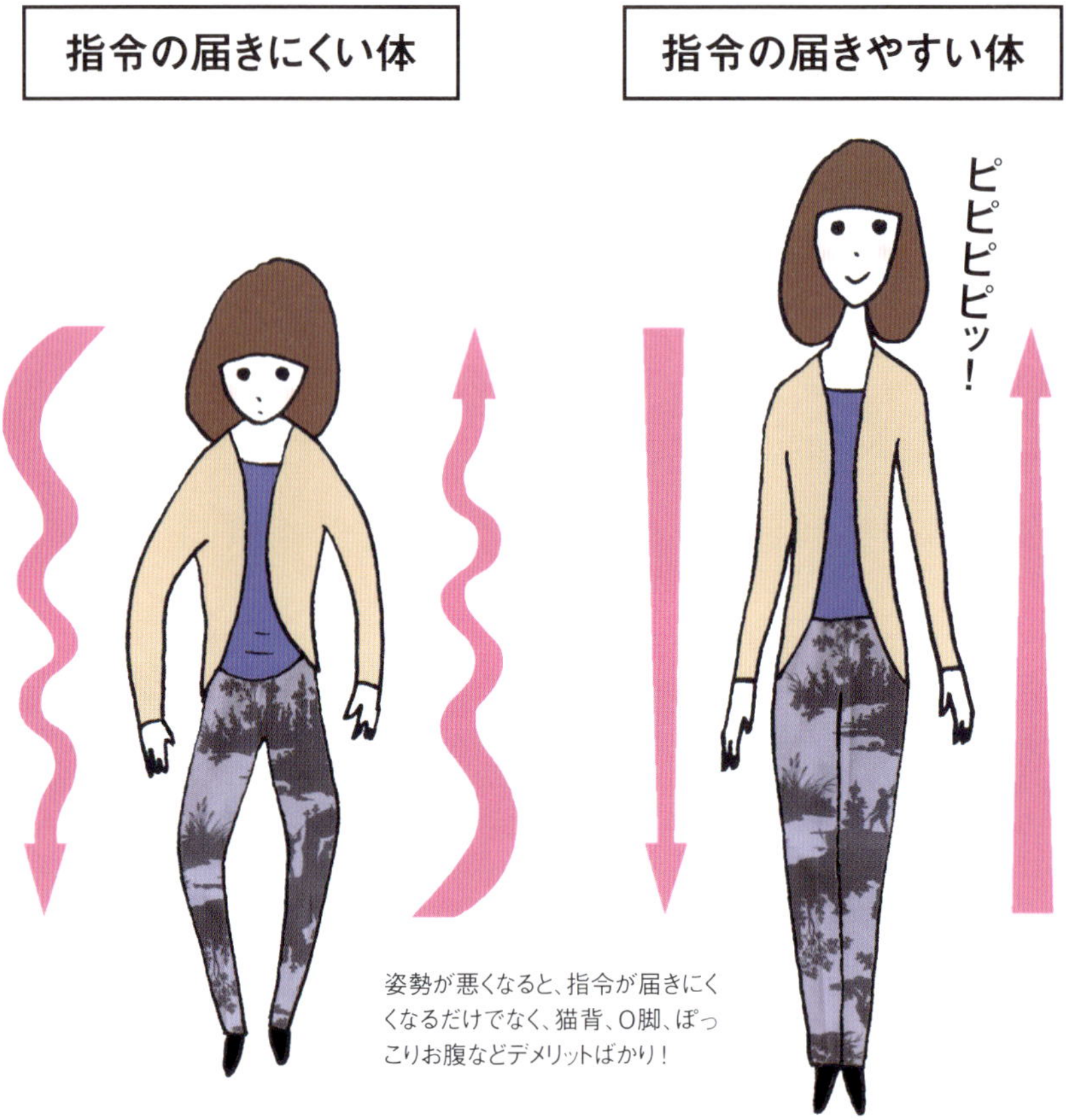
指令の届きにくい体
指令の届きやすい体
ピピピピッ!

姿勢が悪くなると、指令が届きにくくなるだけでなく、猫背、O脚、ぽっこりお腹などデメリットばかり!

頭を支える筋力が弱っているからです。また、肩のつけ根は内側に入って仕事をするので、後ろに引くように意識しないと、猫背になりやすいのです。すると肺が押されて呼吸も浅くなってますます酸素が脳に巡らなくなってしまいます。その結果、ぼんやりすることが多くなったり頭が重くなったり、疲れやすくなったり、気力がなくなったりということが起こるのです。

簡単そうでも全身の筋力が必要

よい姿勢のポイントは、頭をきちんと持ち上げること。日常生活の中

筋肉が弱ってくると、体にも脳にも指令が届きにくくなる

できちんと姿勢を保っているかどうかを意識していることも大切です。いつのまにか猫背になっていたという人も多いはずです。ですから、ここでは背すじと首を伸ばし、姿勢をよくする動きを紹介します。

腹筋を使ってお腹を引くだけで、重たい頭を持ち上げられるので、猫背になりません。もちろん下半身の力も大事です。肩甲骨を後ろに寄せる動作で胸を広げ、姿勢をまっすぐに正しましょう。見ている分には簡単そうに見えますが、全身の筋力がないとなかなかできなくなる動作です。長い間、背すじを丸めていると、それが当たり前になってしまいます。そのまま筋肉が弱って関節が固くなると、肩を後ろに動かすこともキツくなってしまうのです。

痛いから、うまくできないからといってあきらめず、逆に「ここが痛い、動かしづらい」ということを意識して脳に伝えながら、毎日少しずつでも行ってください。私が生きていくのは、この体しかないのだと自覚して、大切に慈しんで動かし続けていけば、必ずよくしていけるのです。

後ろで手を組んで胸を開く

1 後ろで手を組む

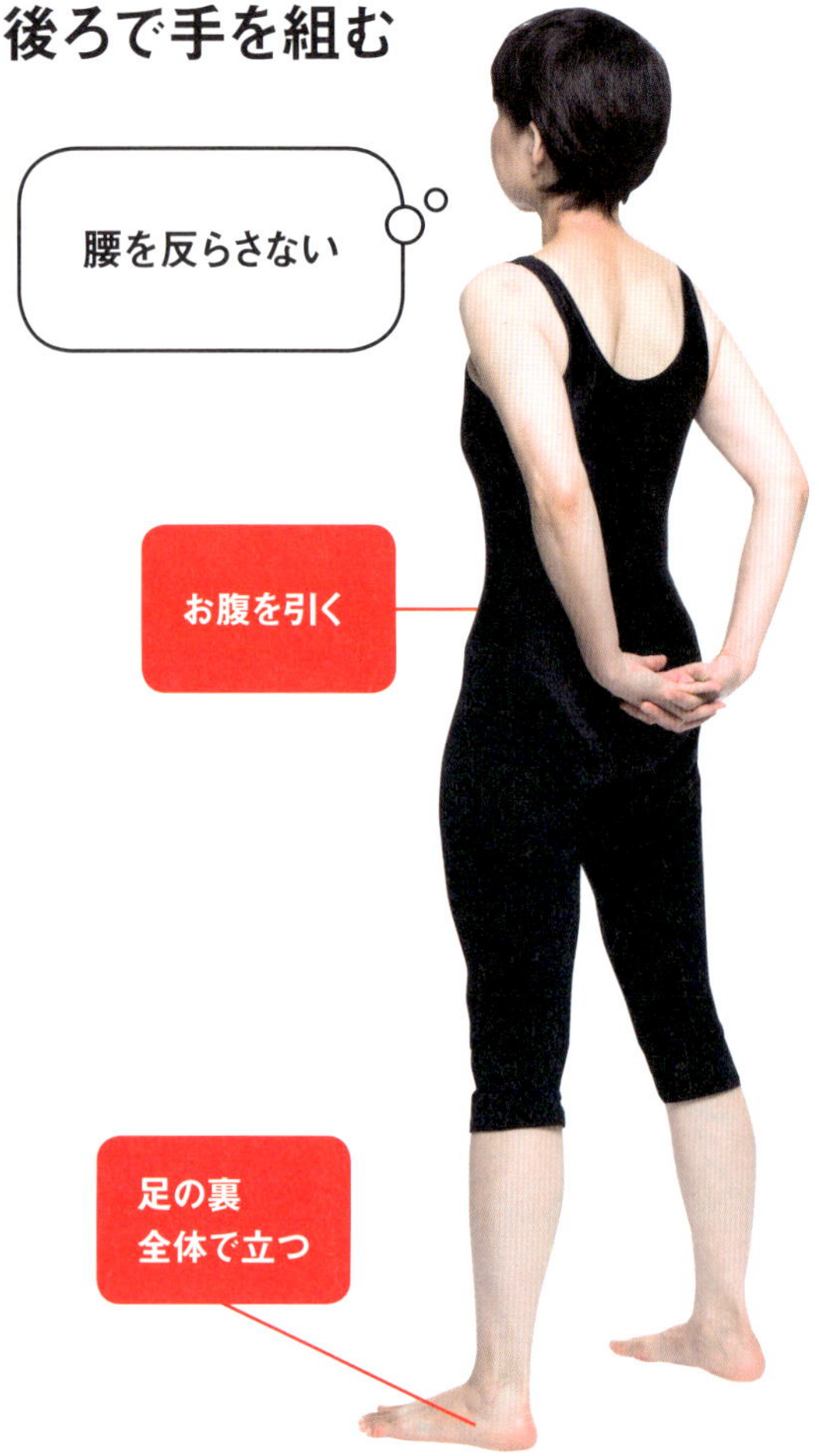
腰を反らさない
お腹を引く
足の裏
全体で立つ

姿勢がくずれて前に出た肩を元に戻す

足を肩幅に開いて足の裏全体で立ち、ひざをのばして、ももに力を入れる。後ろで手を組む。お腹はぎゅっと引く。その姿勢のまま、肩を後ろへ引き、胸を大きく開く。「肩を後ろに引く」「肩甲骨を寄せる」「腰を反らさない」「ひざをのばす」「足の裏を床につける」と脳を使って意識を

2 背中にシワを寄せて胸を開く

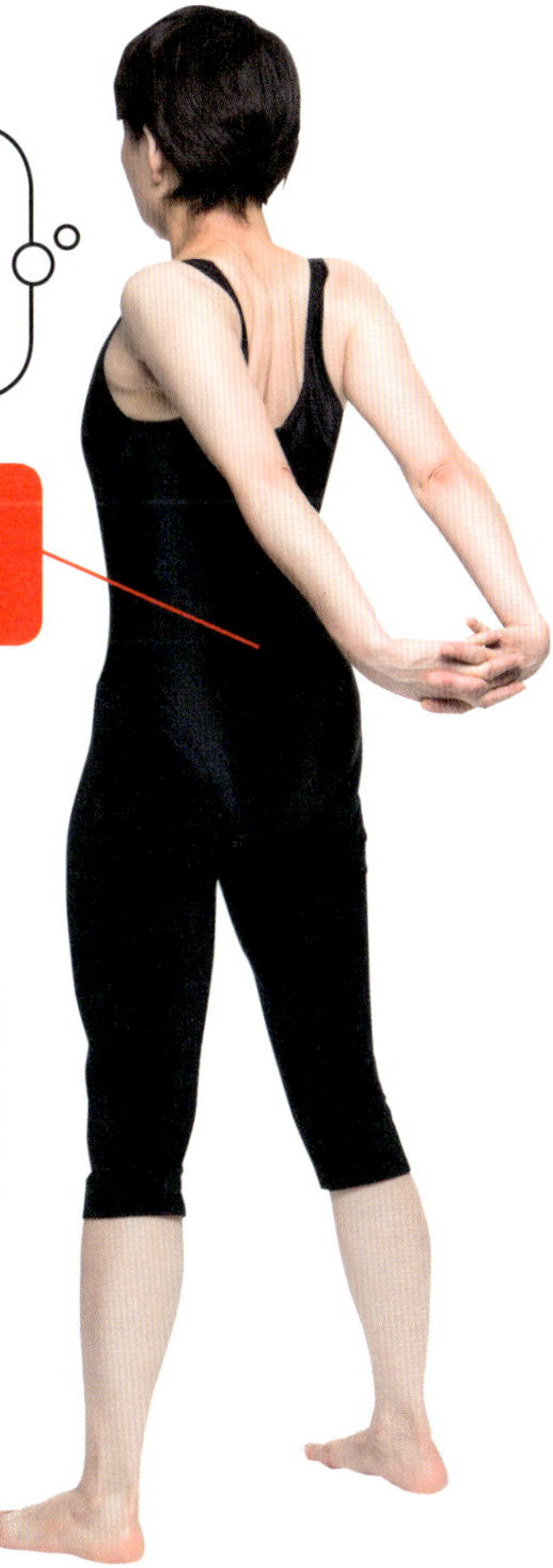
肩は後ろにいってる?
背中にシワが
寄ってる?
腰を
反らさない

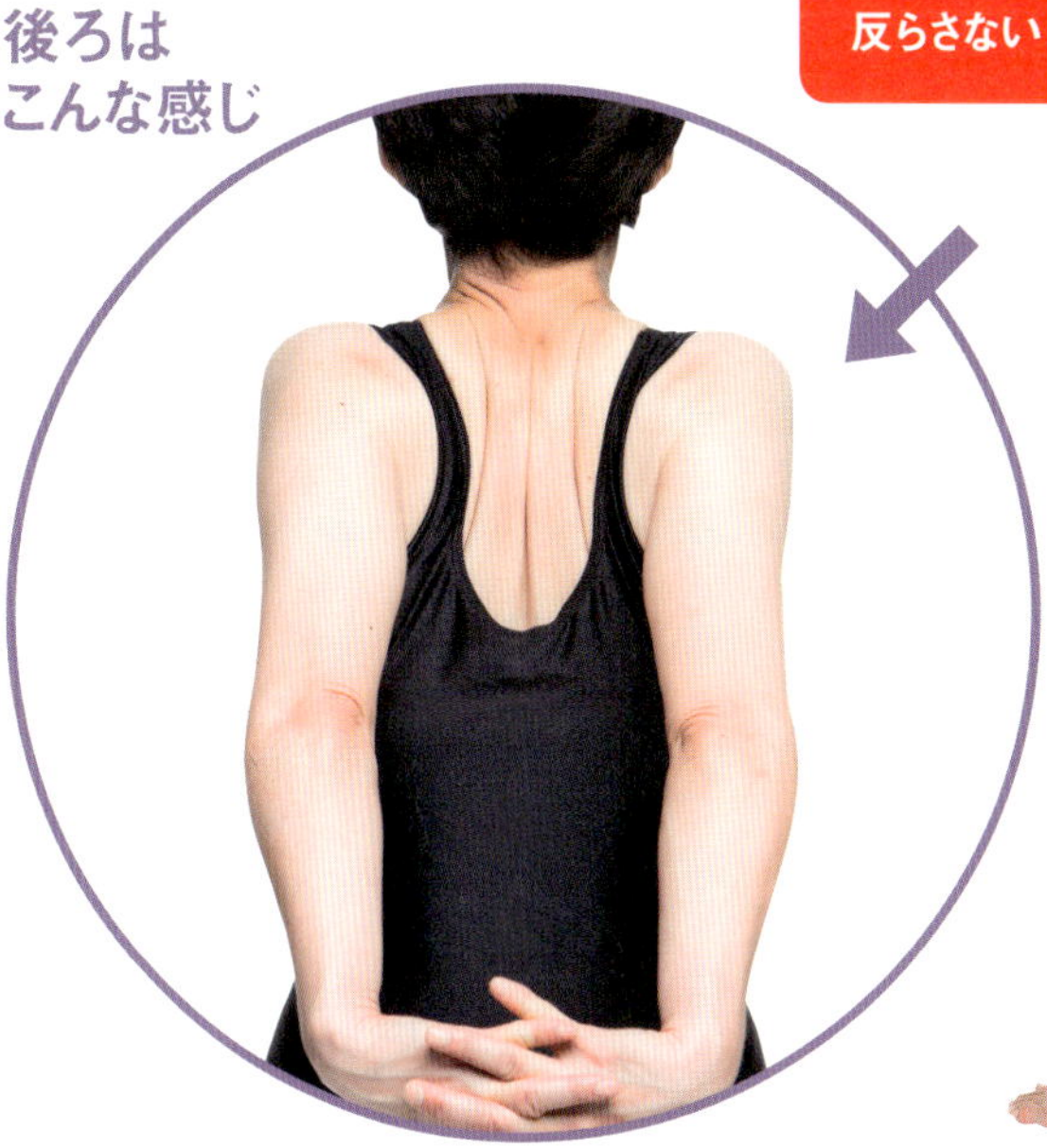
後ろは
こんな感じ

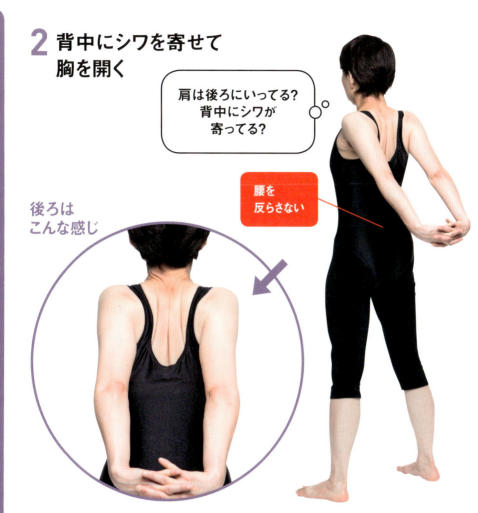

めぐらせながら行います。いま、使っている筋肉がしっかり背骨を支えていくのです。さらに、胸を大きく開くことで、ろっ骨を支える筋肉にも力がつきます。この筋肉で呼吸しているのです。肩を後ろに引けば引くほど、深い呼吸をする力がつきます。

　後ろで手が組めない人は一大事！　はじめは両手でタオルを持って行ってもいいですよ。

よつんばいで背を持ち上げる

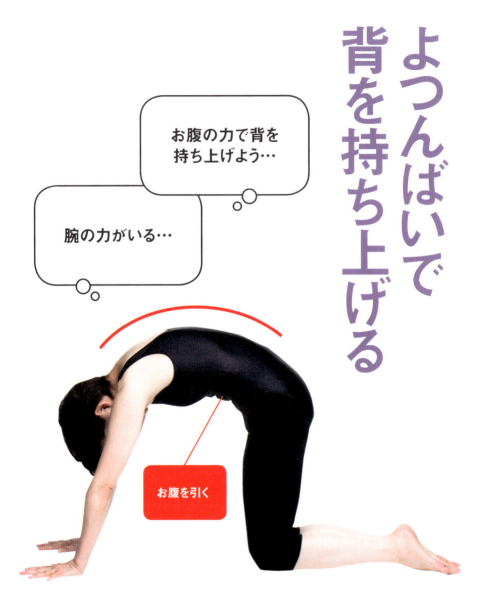

お腹の力で背を
持ち上げよう…

腕の力がいる…

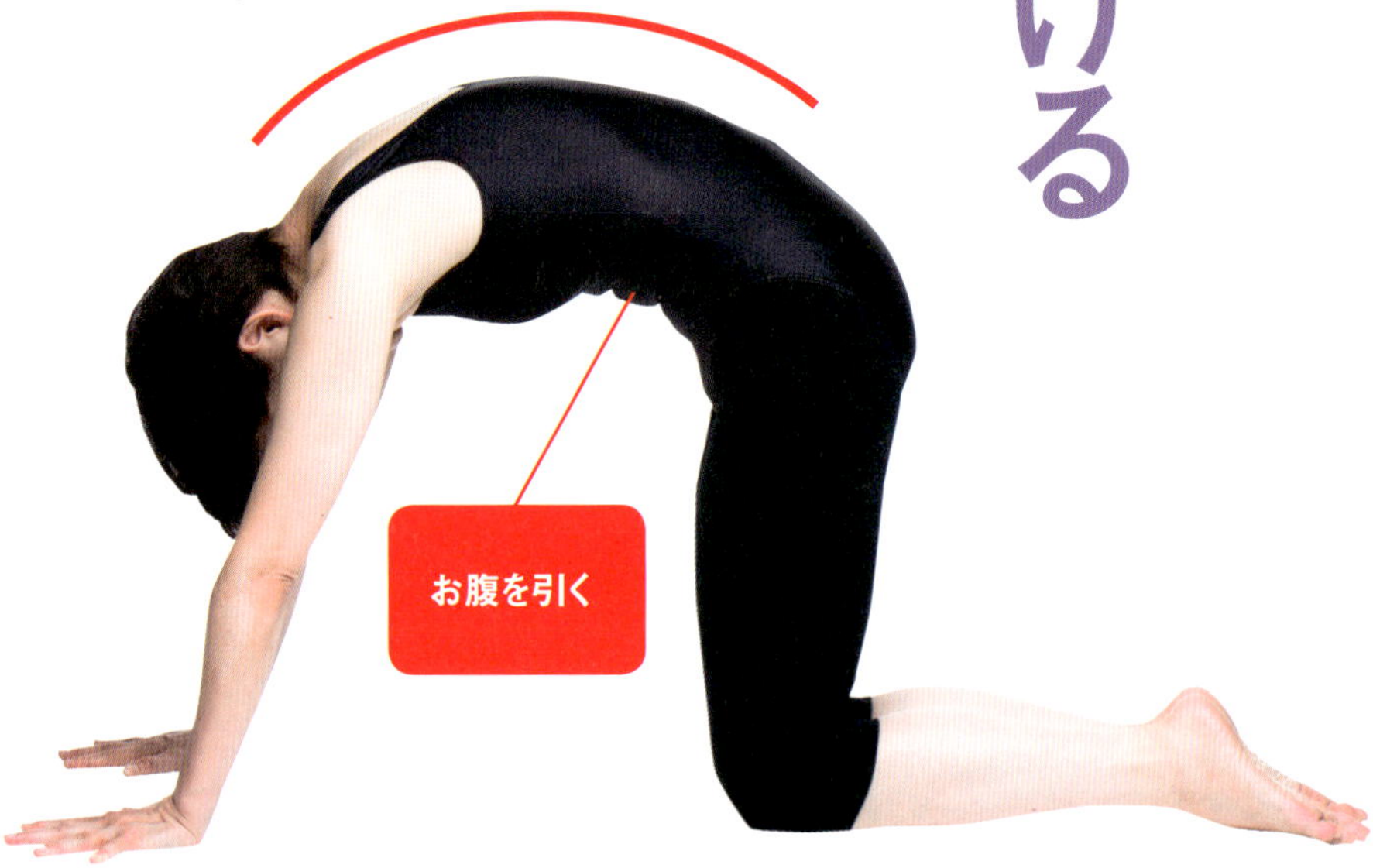

背骨は小さな骨の集まりです

手とひざを床についてよつんばいになる。頭を下げてろっ骨を持ち上げ、お腹をぐっと引き上げて背骨を持ち上げる。

背骨は、体の中で唯一脳に直結している場所です。腹筋・背筋に力をつけて、背骨が柔軟に動かせるようにしておきましょう。背骨を持ち上げにくい人はお腹と背中の筋肉が弱っているからです。背骨は小さな骨がいくつも積み重なってできているということを感じながら行ってください。また、手首から腕、胴体へと筋肉がつながっていることも感じてください。この筋肉が背骨を支えていますよ。

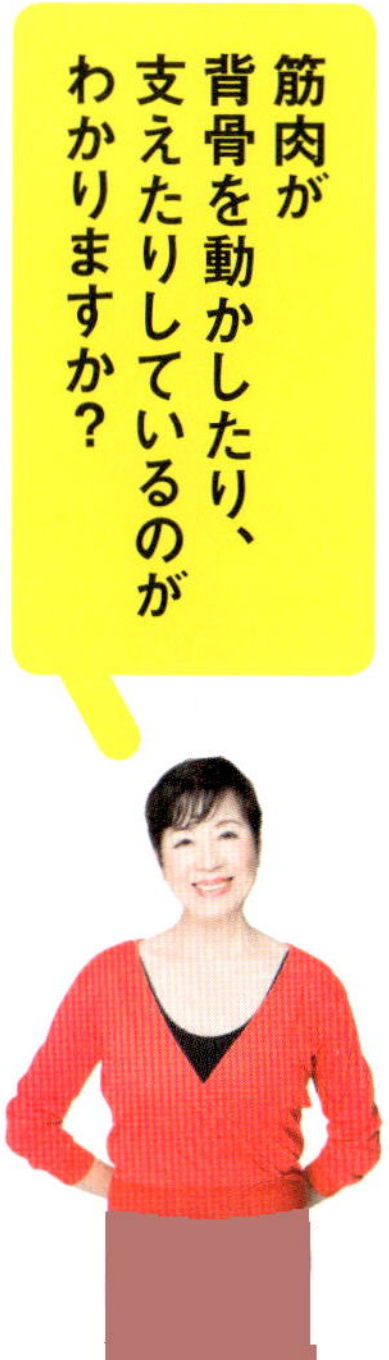
筋肉が
背骨を動かしたり、
支えたりしているのが
わかりますか？

ようんばいで背を反らす

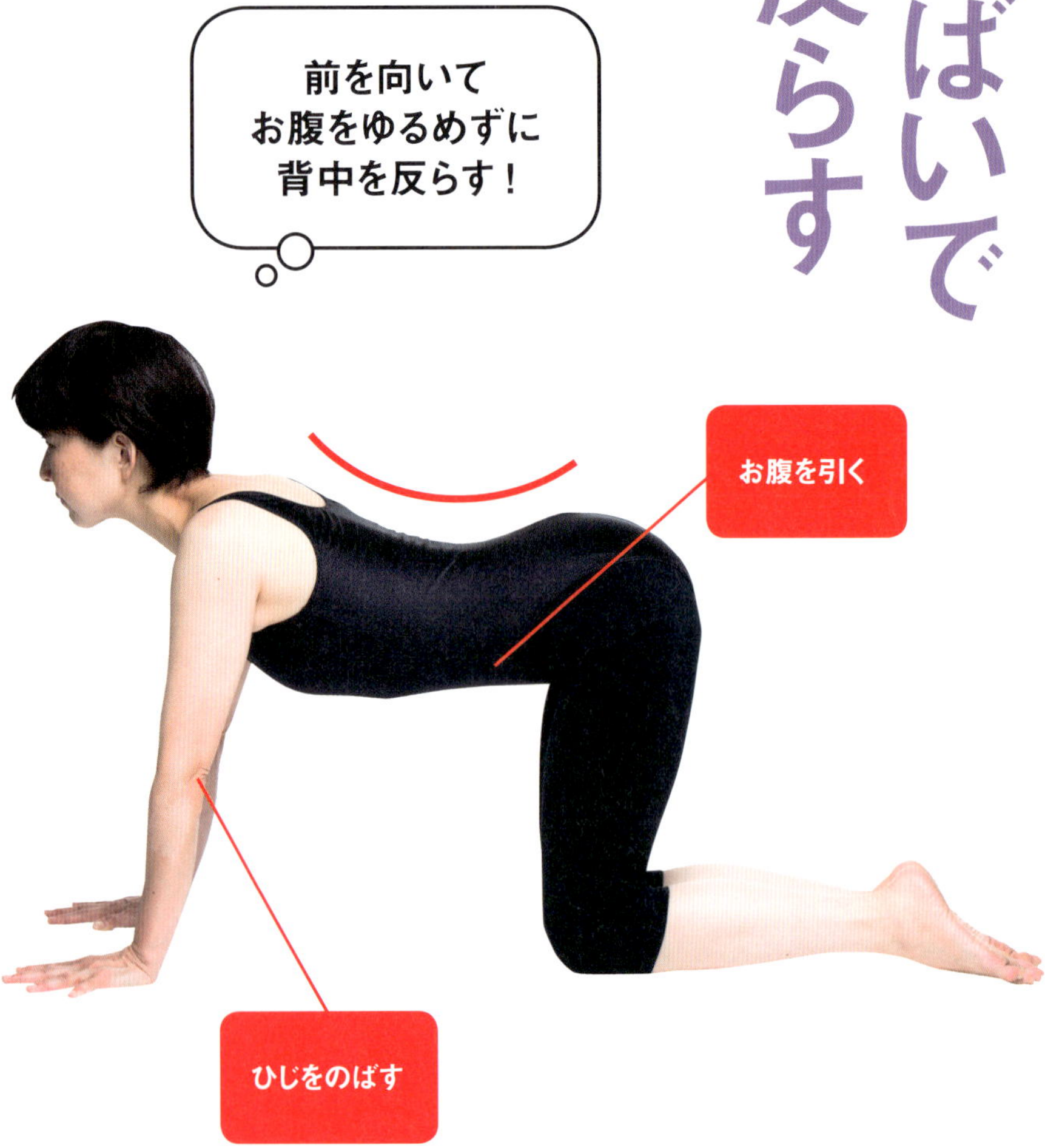
前を向いて
お腹をゆるめずに
背中を反らす！
お腹を引く
ひじをのばす

首の骨から1個ずつ背骨をぐーっと反らす

手とひざを床についてよつんばいになる。顔を上げ、下腹をぐっと引いたまま、背骨を反らす。

84〜85ページと対になる動きです。背を持ち上げる・反らすをゆっくりていねいに、背骨を一個一個感じとりながらくり返すことで、小さな骨の集合体である背骨を支える筋肉が育って、ひとつひとつがバラバラに動くようになります。持ち上げる・反らすを両方やってみて、体が動かしにくい、こっちは苦手と感じたほうをくり返し、ていねいに行ってください。お腹側と背中側のどちらも大切ですよ。

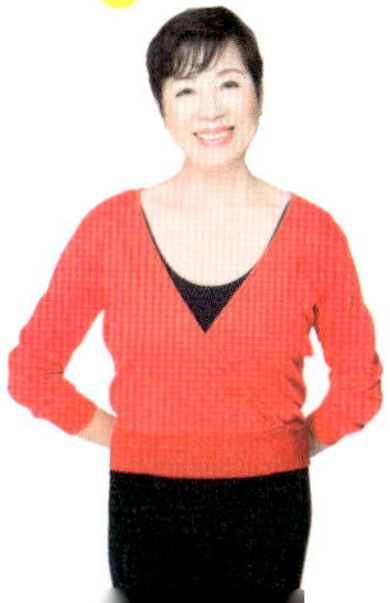
よく動かせなかったら、
腹筋の力をつければ、
できるようになります！

“にゃんこ”のポーズで背骨を感じる

指から股関節の外側につながる筋肉を感じる

ひざを直角に曲げて床に着け、そのまま上体を前に倒して手を着く。お腹を引いて腰を反らしてのばし、ひじをまっすぐにして指先から腕をのばす。

上体を上下させたり、右側に体重をかけて傾けたり、左側にも体重をかけて傾けたりしながら、股関節からわき腹、わきの下、ひじ、指までがつながっ

ひじはのびている?
お腹を引くのを
忘れていない?

胸を下ろして背中を反らし、
背骨を一直線に
指を開いて床に着
け、ピッとまっすぐ
にのばす
ひじは浮かせて
床に着けない
お腹は
ぐっと引く
ひざは直角に

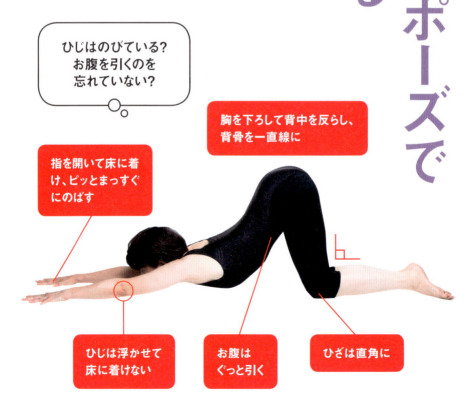

ていることを実感する。

腕で支えられないのは腕の力が弱っているし、右のわき腹がのびにくければ、そこが動かし足りていません。右と左に傾けたときに感覚が違えば体のバランスが悪くなっています。〝にゃんこ〟をすると上半身に力がつくだけでなく、自分の体がどんな状態になっているのかを脳で感じることができます。〝にゃんこ〟をしたあとに、「よつんばいで背を持ち上げる」（84ページ）と「よつんばいで背を反らす」（86ページ）を行い、再び〝にゃんこ〟をすると、背骨が動かしやすくなったことを実感できますよ。

体を左に傾ける

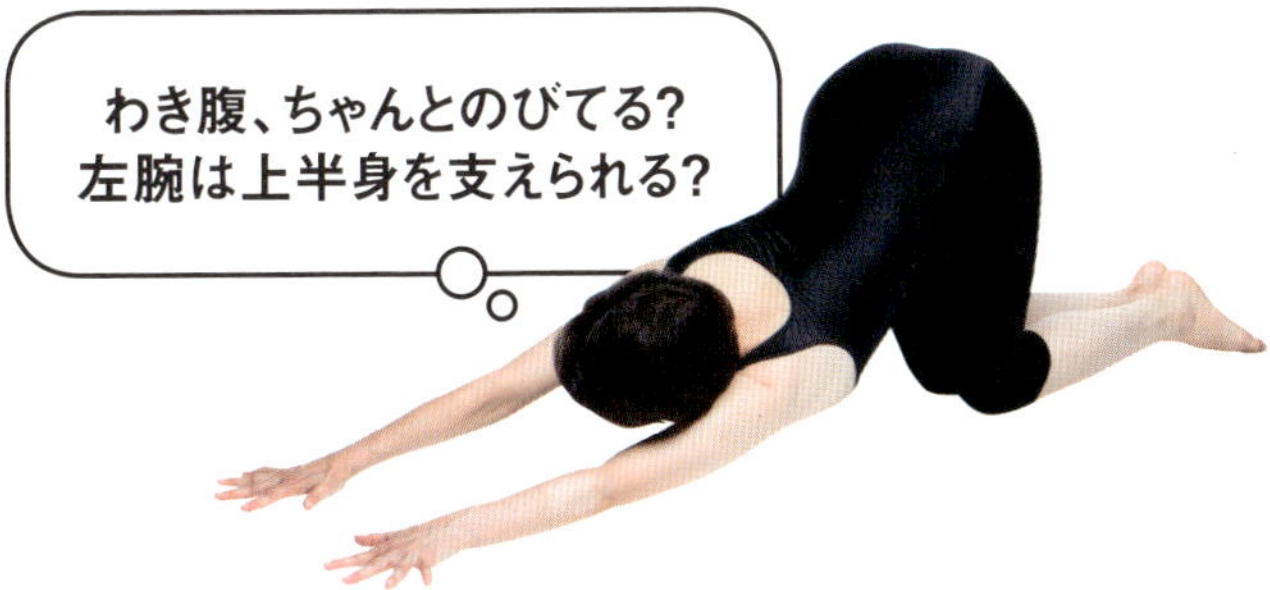
わき腹、ちゃんとのびてる？
左腕は上半身を支えられる？

体を右に傾ける

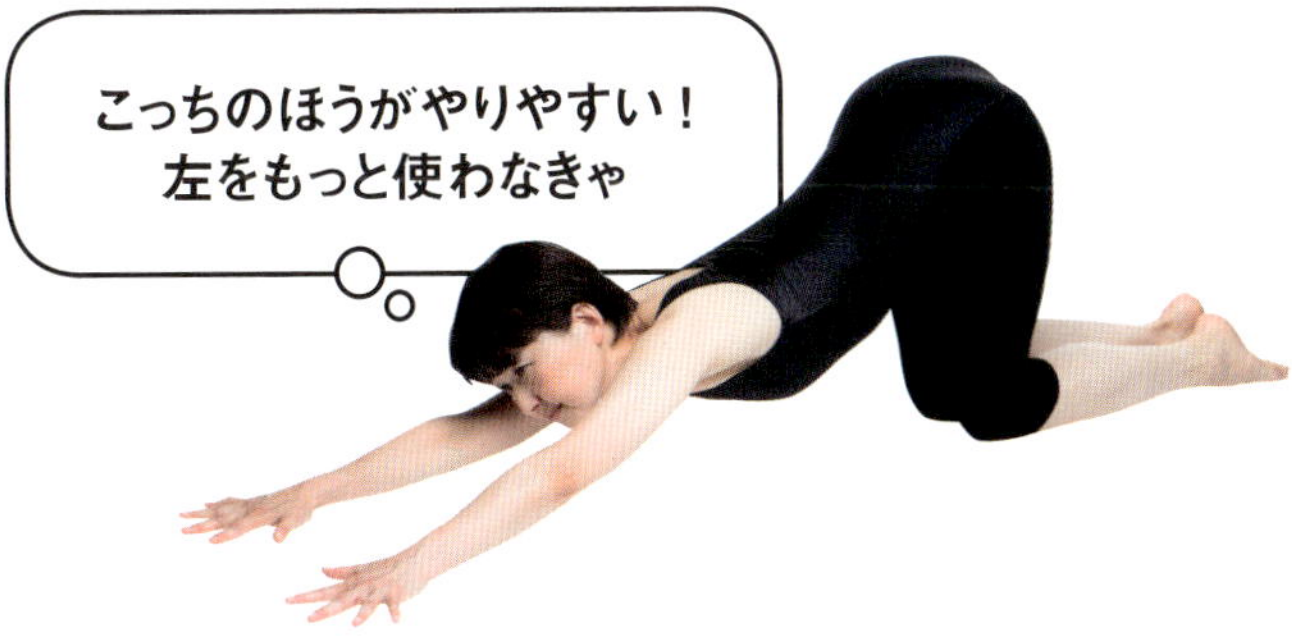
こっちのほうがやりやすい！
左をもっと使わなきゃ

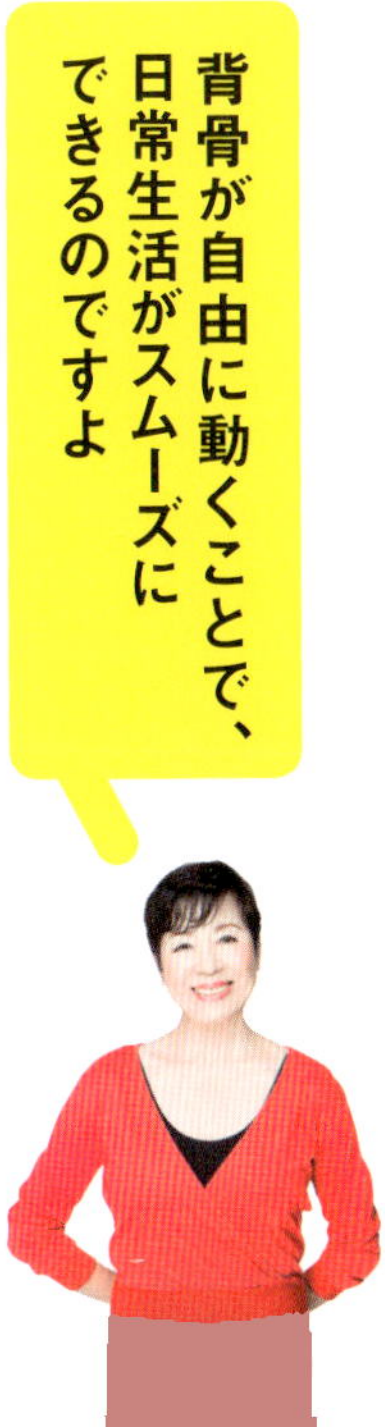
背骨が自由に動くことで、日常生活がスムーズにできるのですよ

深い呼吸で酸素をたっぷり届ける

呼吸で脳がよみがえる

首の前側をのばす ―― 92ページ

立って腕を大きく回す ―― 94ページ

ゆっくりと体を動かすと自然と有酸素運動に

有酸素運動が認知症予防に役立つということをよく聞きます。人間が生きていく上では酸素をとり込むことが不可欠です。運動を通じて脳にも酸素を送り込めば、それだけ脳の働きがよくなるということは事実でしょう。

有酸素運動の代表格といえばウォーキング。つまり、歩くことです。最近は有酸素運動＋頭を使うことを合わせたウォーキングを提唱しているお医者さんもいるようです。たとえば、しりとりをしながら歩いたり、道にある赤いものを探しながら歩くといった方法で脳を鍛えることができるというのです。

「きくち体操」は、動かしているところに意識を向けて、ゆっくりと動かしているので、自然と深い呼吸になります。つまり、「きくち体操」の動きは、どれもが有酸素運動なのです。

歩く時に注意するなら、足の指全部を使って歩けているか、お腹を引いて歩いているか、背中が丸くなっていないかなど、そのうちのひとつでも、気をつけながら歩くことです。大切なことは、意識を自分に向けるということです。

首の前側をのばす

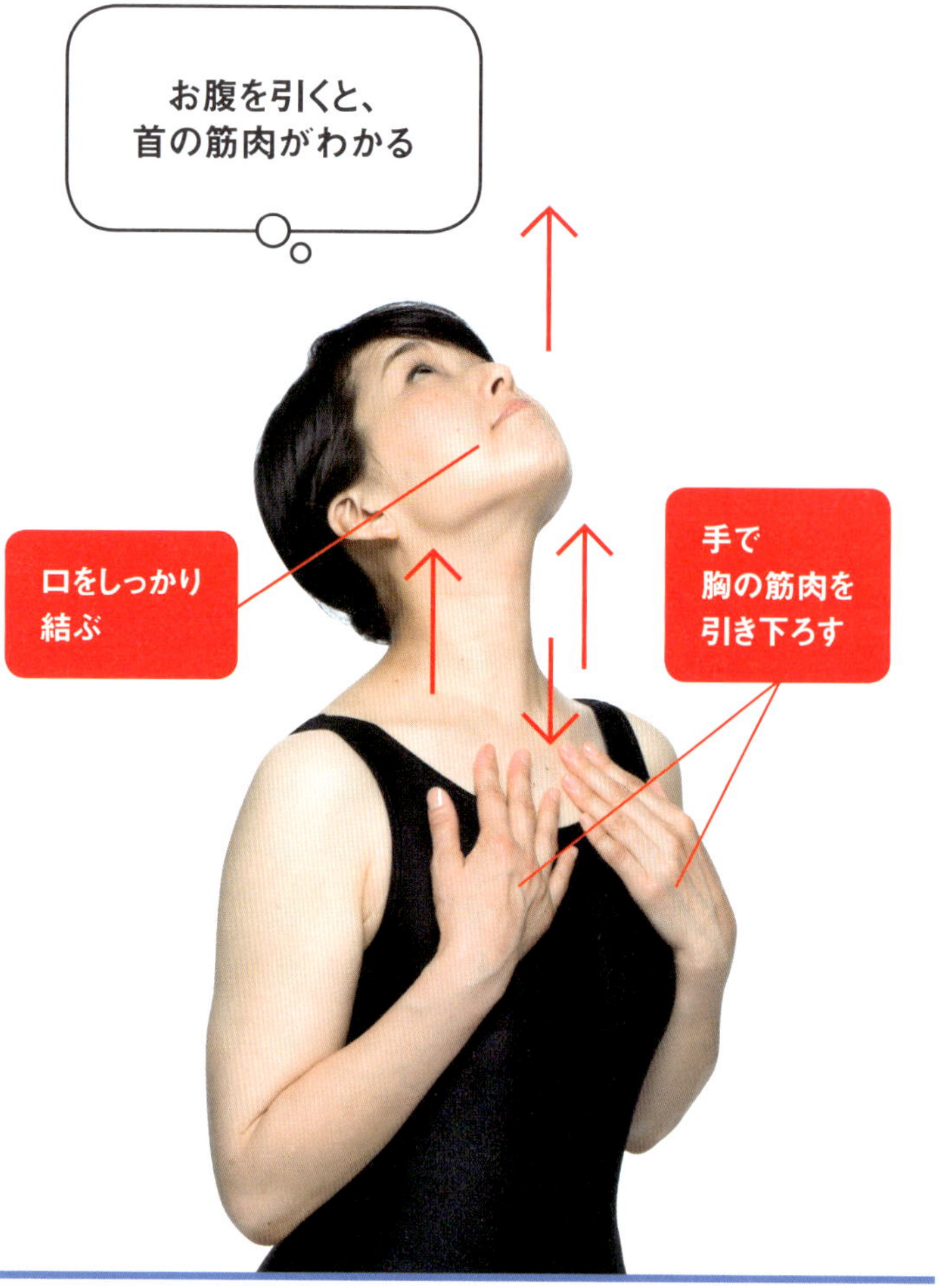

お腹を引くと、
首の筋肉がわかる
口をしっかり
結ぶ
手で
胸の筋肉を
引き下ろす

口を閉じて胸と引っ張り合う

肩を下げて両手で胸の筋肉を押さえる。上を向いて口をしっかり結び、下あごで首の前側を引っ張り上げる。「むーっ！」と音が出るくらい、手とあごで引っ張り合ってしっかりと筋肉を使う。首はもちろん、気管支が育って深く呼吸ができるだけでなく、食道もよみ

後ろはこんな感じ

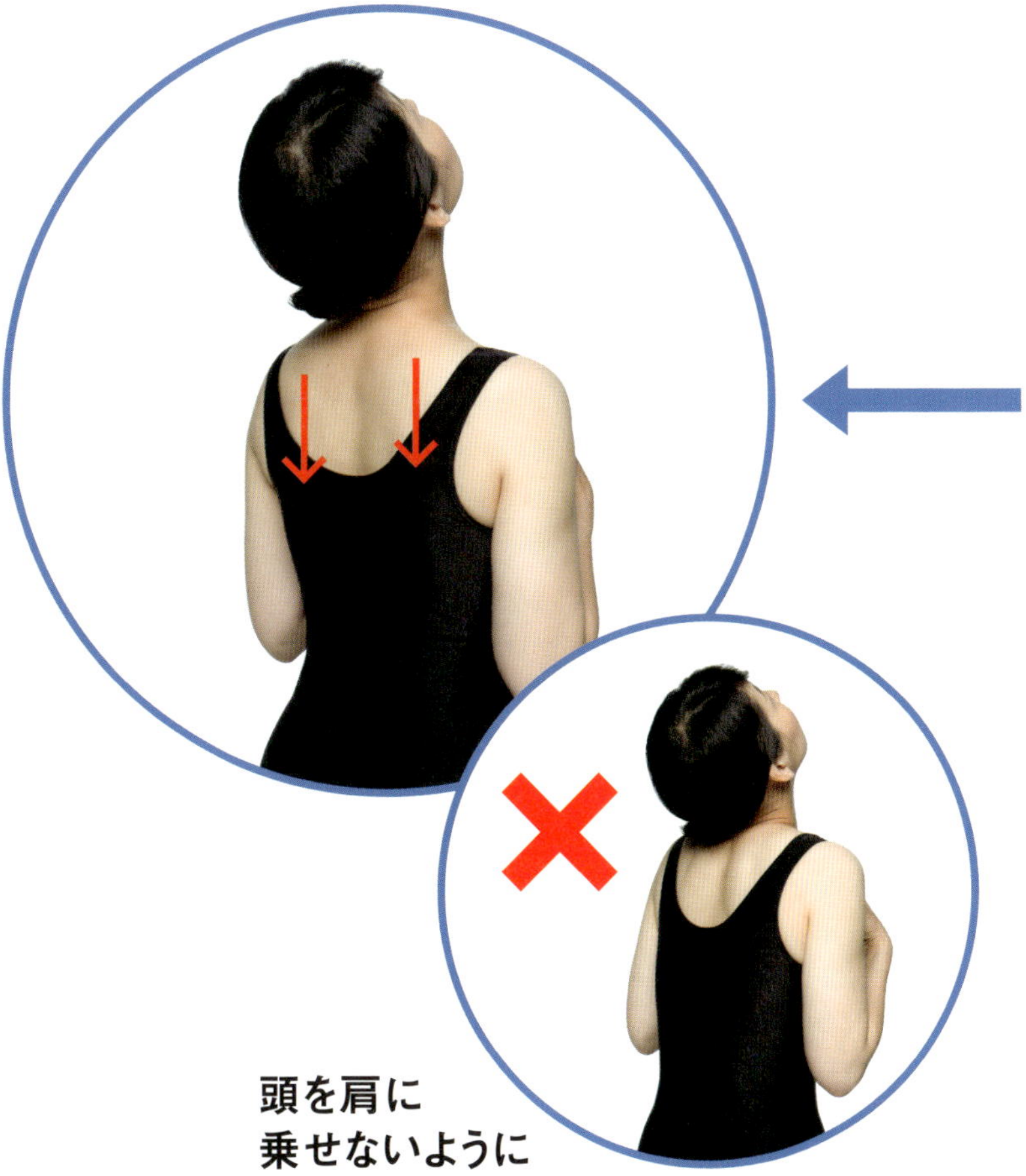

頭を肩に乗せないように

がえります。肩をすぼめたり、肩で頭の重みを支えたりしないように注意しましょう。

お腹や脚を意識しないと脳とつながりませんよ！

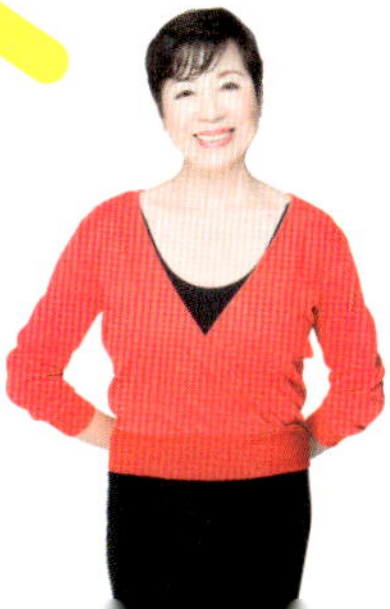

立って腕を大きく回す

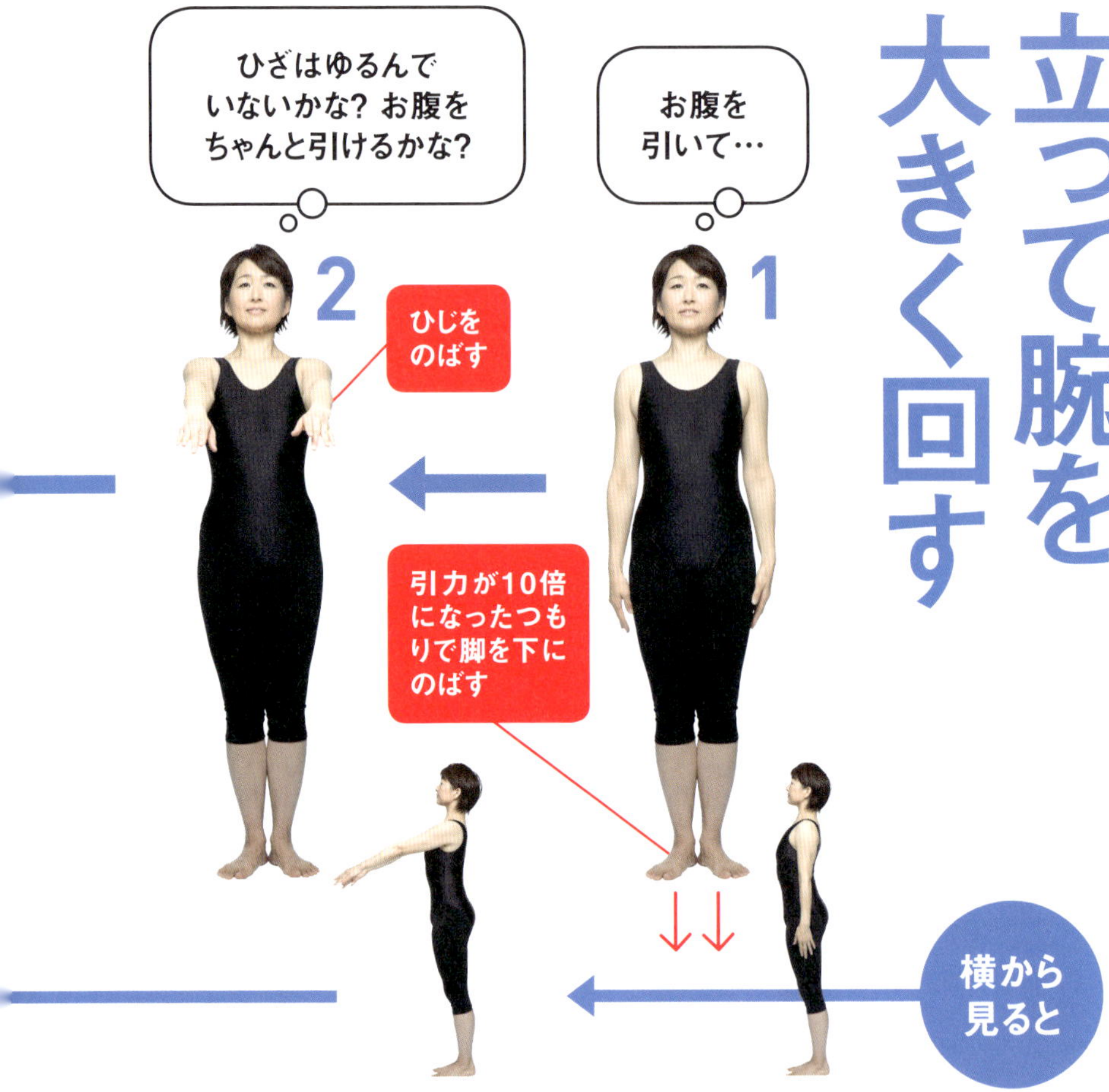

全身を使い
深い呼吸をする

頭をフル回転させて全身を動かすと、自然に呼吸は深くなる。

1 足の裏全体で立つ。ひざをのばす。ももに力を入れる。お腹を引く。おしりの筋肉を寄せる。

2 肩を下げ、ひじをのばして腕を前に上げる。

3 お腹を引く。脚をふんばる力で手を真上に上げる。わきの下からわき腹、腰までがのびるのを感じとる。

脚の力で
腕を上げて
いる？
3
腰を反らさない
ように…
4
次のページへ
脚を下にのばすと、
自然と腕が上がる

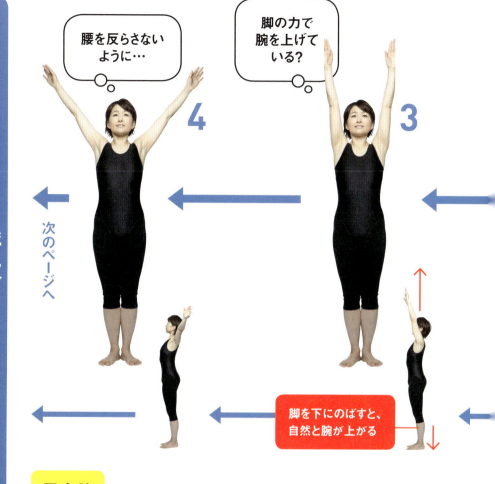

4～5　体の後ろ側に大きな円を描くように腕を回して、肩甲骨が寄っていることを感じる。手ができるだけ遠くを通るようにしてゆっくりと手を下ろす。

6　最後までひざ、もも、お腹、胸、肩甲骨から意識を離さず、**1**に戻る。ここまでで20秒ほどかけて、使っている筋肉に意識を集中してゆ～っ

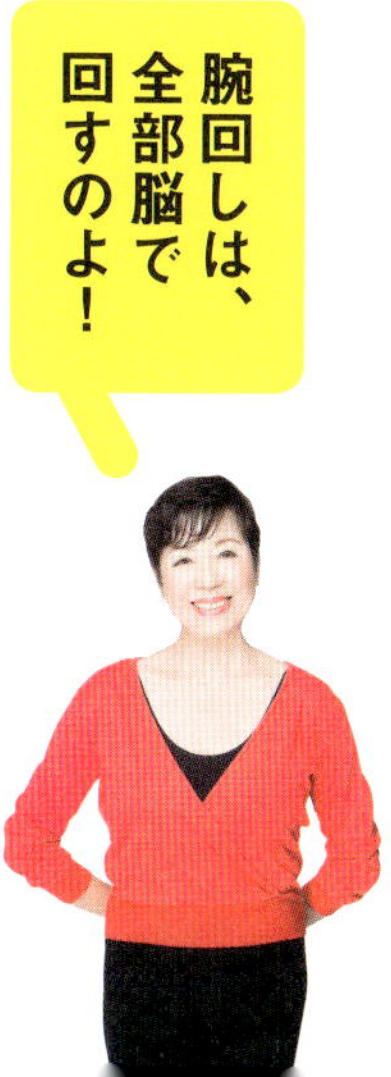
腕回しは、
全部脳で
回すのよ！

立って腕を大きく回す

ここまでで
20秒!

指先ができるだけ
遠くを通るように…

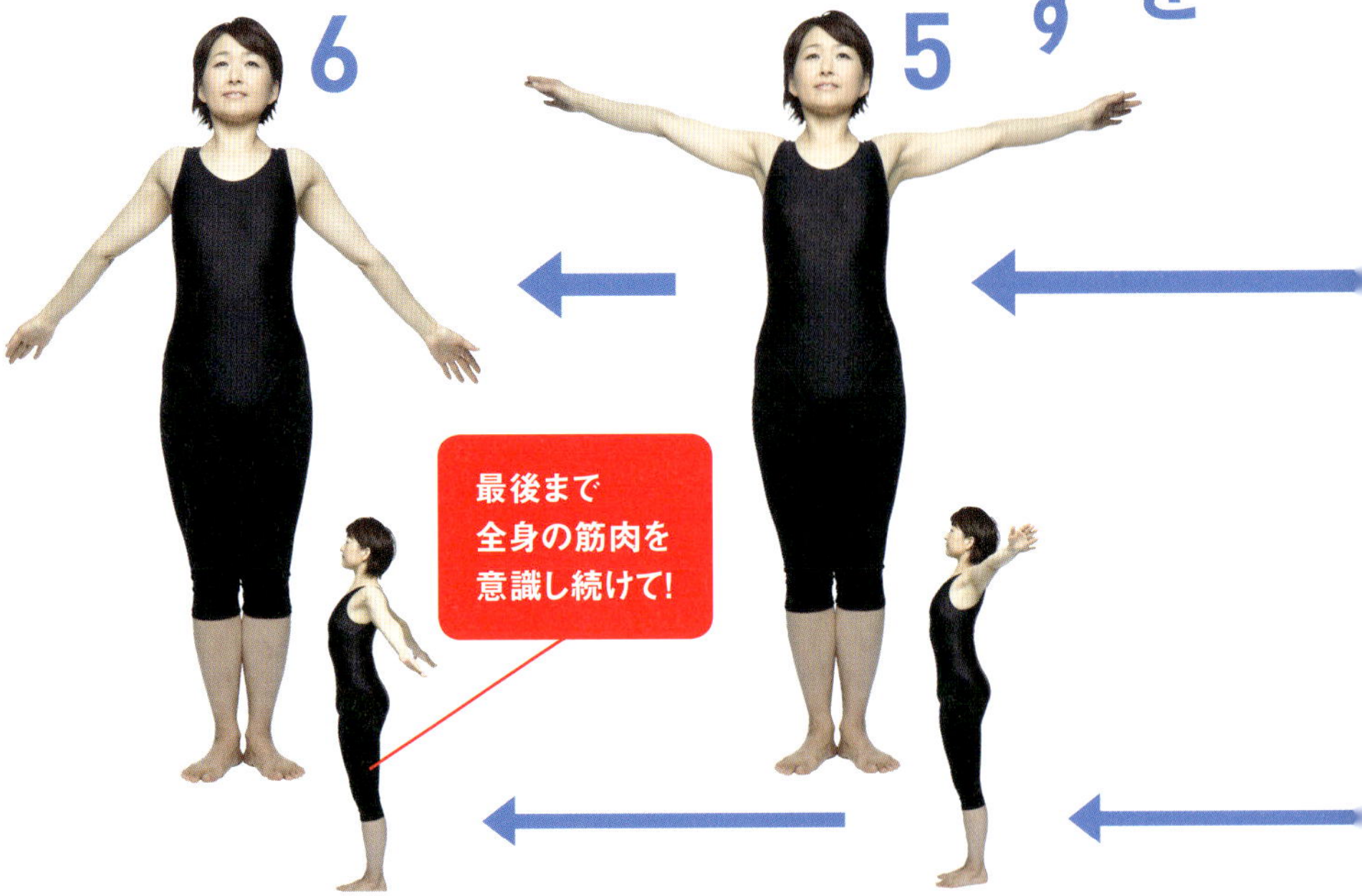

くり大きく回す。

腕をぐるぐる回すのではありません。体じゅうに意識を向けて肩甲骨も肩も、お腹もひざも、全部をていねいに動かすことが大切です。どこかが動きにくいとか痛みなどを感じたら、そこが弱っているというお知らせ。そこでやめないで、意識を集中して回してください。全身を脳を使って動かしていくので、脳が活性化、体も生き返っているのを感じることができます。

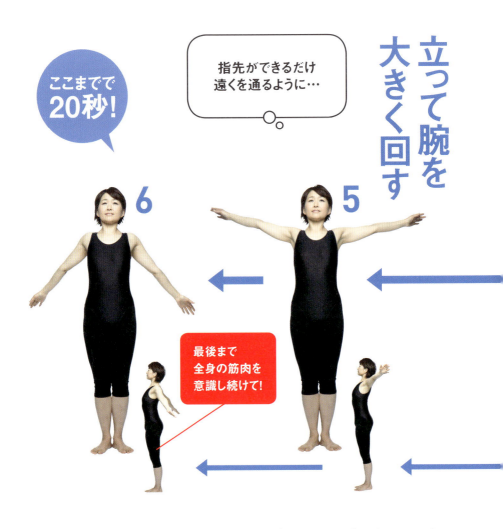

脳いきいきトピックス
3

原因不明の腰痛は脳に理由があった！

脳内の鎮痛物質をうまく働かせる

整体、マッサージ、体操……。何をやってもよくならない腰痛に悩んでいる人は多いのではないでしょうか。病院に行って検査をしてもまったく原因がわからないことも珍しくありません。

ところが、最近の研究によると、原因不明の腰痛は慢性的なストレスが影響しているというのです。腰痛を抱えている人の約60％が仕事や人間関係のストレスを抱えていて、それを取り除くと腰痛が改善したという結果が出ています。腰痛とストレスはまったく関係ないように感じますが、その秘密は脳にあります。

まず、腰に炎症などが起きると痛みが神経を通じて脳に送られます。通常は、脳の前方にある側坐核《そくざかく》という部分が反応し、鎮痛物質のオピオイドを働かせます。すると痛みが治まり、腰痛が長引かないのです。しかし、慢性的に「痛い」「つらい」、または仕事や生活の中でのストレスを感じていると、側坐核の機能が低下して、オピオイドがうまく働きません。その結果、炎症が治まっても痛みを感じ続けてしまうというわけです。

この連鎖を断ち切るには、ストレスの原因を取り除いたり、自分が「楽しい」「好き」「やってみたい」と思うことをどんどんやるのが一番です。痛みやその不安から気持ちを遠ざけ、自分の楽しいと思うことをすれば、自分の中から鎮痛物質が出て、痛みを鎮めることができるのです。

特別対談

「体操で脳はよみがえる？」

脳内科医／「脳の学校」代表

加藤俊徳×菊池和子

「きくち体操」創始者

脳を使って体を動かすことの必要性を50年以上にわたって訴えてきた「きくち体操」創始者の菊池和子さんと、国内外問わず、胎児から104歳まで1万人以上の脳鑑定を行ってきた脳内科医の加藤俊徳さん。おふたりに共通しているのは〝脳は年齢にかかわらず、使った分だけ成長する〟という認識。加藤さんが提唱する「脳番地」という概念や、脳を使うことと体を動かすという、別々のことに思われがちなこの2つの関係について、お話しいただきました。

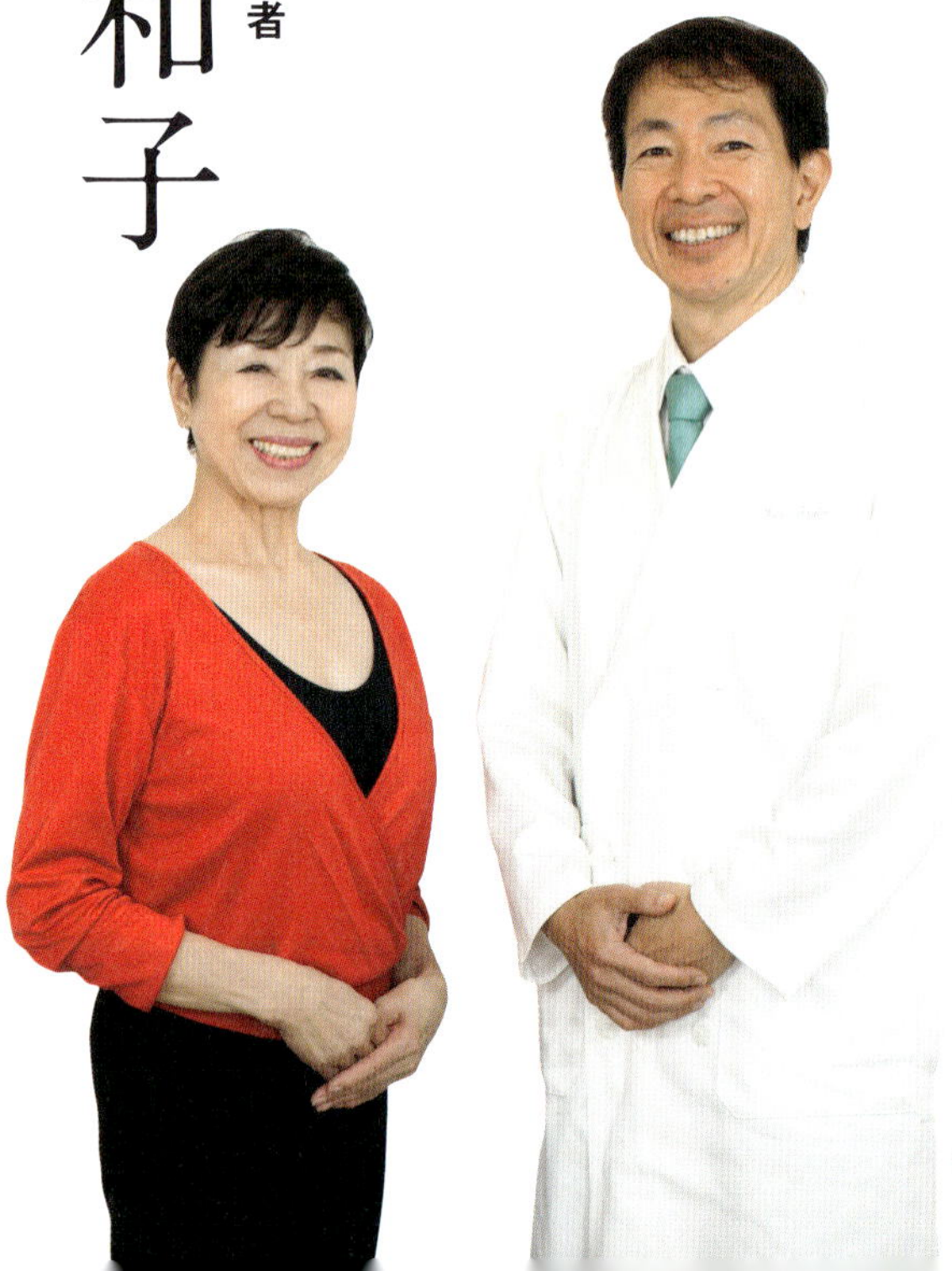

体をゆっくり動かすと連続して脳が使われる

加藤　脳を成長させるには、脳のなかで情報を動かすことが必要です。私は「脳番地」と呼んでいますが、脳は機能別に働く場所が決まっています。情報が脳番地の間を動きまわると、情報が伝わった場所が成長します。人の足跡と同じで、脳のなかで情報が動きまわると、それが足跡となって残ります。その足跡が広範囲に残って成長していき、脳を適切に使えるようになることが肝心なのです。菊池先生の体操のやり方は、さまざまな「脳番地」を刺激するので、効果があるのだと思います。

菊池　「きくち体操」は、回数をこなすことや上手に動かすことではなくて、よくしていきたいという思いで自分の体を感じとりながらゆっくり動かすのです。

加藤　とても大事なことです。体をゆっくりと動かすと、連続して脳が使われます。かつ、広い範囲が使われます。たとえば、手を素早く横に動かしたとき、脳が使われるのは最初に手を動かすスイッチを入れた瞬間だけで、あとは惰性で動きます。しかし、手をゆっくり動かした場合は、動かしている間じゅう脳から指令を出し続けることになります。

菊池　本当にそうです。だから生徒さんは頭がはっきりして自分の体もよくしていけるのだと思います。

加藤　体操をするときに同時に複数のことをするというのもよいと思います。いっぺんに並行していくつかのことをすると前頭葉（※編集部注　人間の思考や理性を制御する脳の部分。認知症の原因のひとつに前頭葉の機能低下がある）を使うことができます。たとえば、単純な腹筋運動をするときには「運動系」脳番地を使います。ところが、腹筋をしつつ「息を止めないで」とか「お腹を引いて」などと先生の体操のようにあちこちを気にしながらやると、前頭葉にある「思考系」脳番地も使うことになります。加齢で脳が劣化してくると、考え方がせばまってきて複数のことを同時に処理するのが苦手になってきますから、それはよい訓練になると思います。もちろん、若い人にも大事なことですが。

脳を強くする一番の方法とは

加藤　私が提唱している脳番地は１２０までありますが、大まかに分類すると「思考系」「感情系」「伝達系」「運動系」「理解系」「聴覚系」「視覚系」「記憶系」の８つになります。そして、それぞれの脳番地を鍛えるためのトレーニング法もあります。ただ、「感情系」脳番地については、感情には形がないので脳番地のトレーニング法を工夫しなければなりません。

菊池　形のないものは、伝えにくいし、やりにくいですよね。「感情系」脳番地ということならば、私は動かすことを通して、自分の体に感謝していつくしんでいこうという思いを大切にしてきました。

加藤　それはとても脳を強くします。私の講演会ではいつも最後に「感謝」「礼節」「思いやり」を三角で結んだスライドを見せて、日本人の脳に宿る底力、感謝、思いやり、礼節の向上、道徳心向上が脳を一番強くすると説明します。たとえば、

脳番地とは？

脳には1000億個を超える神経細胞があります。これらをそれぞれの機能ごとに120に区分したのが加藤先生が提唱する概念である〝脳番地〟です。これは「考える」「理解する」「見る」「聞く」など、その働きによって脳の使う場所が異なることを示しています。そして120の番地は大まかに「思考系」「感情系」「伝達系」「運動系」「理解系」「聴覚系」「視覚系」「記憶系」の8つの脳番地に分類されます。

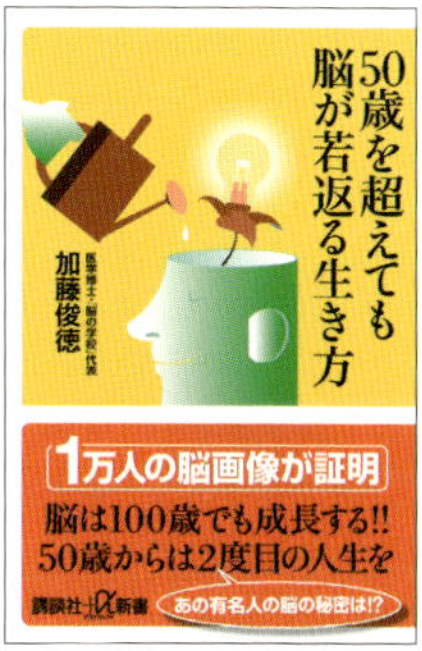

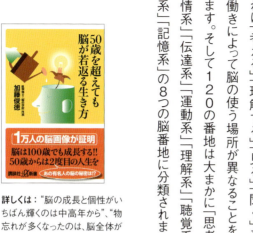

詳しくは：“脳の成長と個性がいちばん輝くのは中高年から”、“物忘れが多くなったのは、脳全体が老化しているからではない”など、脳活したくなる最新の脳強化法が満載。『50歳を超えても脳が若返る生き方』（講談社）

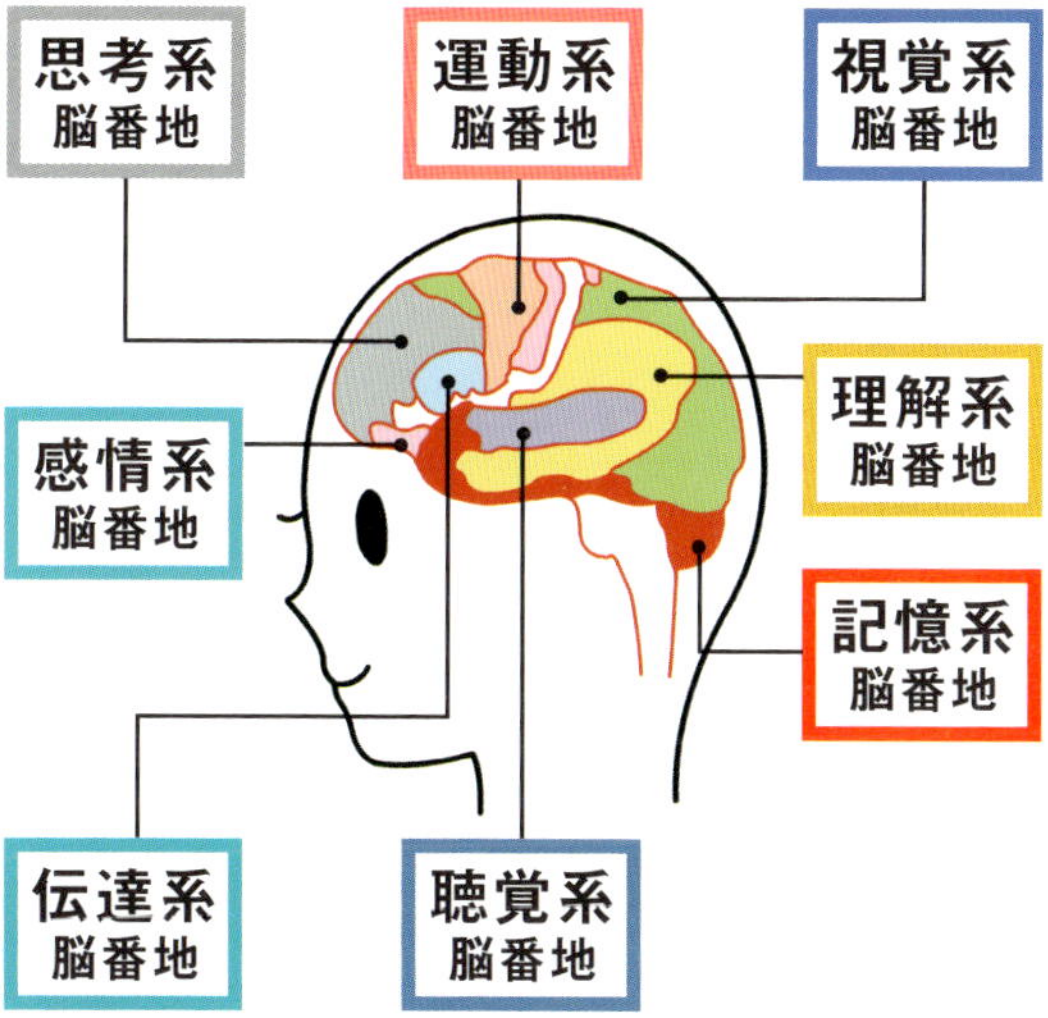

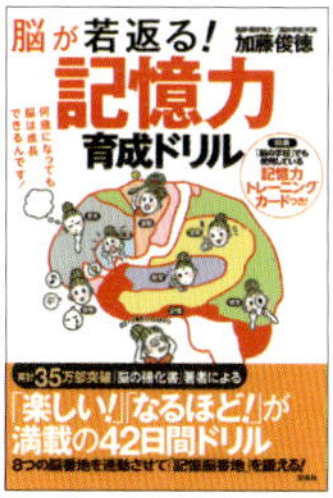

イラスト:alma
『脳が若返る！ 記憶力育成ドリル』（宝島社）より
「脳番地」（商標登録第5056139/第5264859）

スポーツができる、英語ができる、算数ができると言っても、必ずしも脳番地を柔軟に使いこなしているわけではないんですね。「理解系」や「思考系」、「伝達系」などの脳番地を使わないと人間は感謝もできないし他者を思いやることもできない。複数の脳番地を柔軟に使いこなすことこそ、本当の意味で頭がよくなる方法なのです。

菊池　いま、この体で生きていることに感謝できるかどうかがとても大切だと私も思っています。体が日々一生懸命働いてくれていることは忘れがちです。でも、動かすたびにそのことに気づいて感謝の気持ちがわいてくるのです。それは「きくち体操」の授業でも念仏のように言っています。

加藤　それ、いいですね。

感謝、思いやり、礼節――形のないものが脳を強くする

現代社会は左脳化している

加藤　人の脳は右脳と左脳に分かれていますね。最近、右と左があることの理由が自分なりにわかってきたんですよ。これまでの科学的知見では人間が言葉を話したり理解したりするのは、9割が左脳で行われているということでした。それで、もし右脳が壊れたとしても、言葉を話したり理解したりする能力はほとんど障害されないと言われています。ところが、実際に脳を見てみると幼い頃から左右の両方が成長しています。それが大人になるにつれて、10歳を過ぎたあたりから、文字を理解する力がさらに求められる。両方の脳が成長するにもかかわらず、求められるものがものす

ごく左脳化してくるんです。つまり、現代社会で生きることは、左脳化することなんです。

菊池　お勉強ができる子がいい子と言われる理由ですね。

加藤　そうですね。右脳は自分以外の外界を認識するための〝社会脳〟で、左脳は自分自身を言葉で理解する〝個人脳〟なんですよ。発達障害をもっていたり、他人を思いやれない人は、右脳が十分に育っていないことがよくあります。すると人に対する配慮や自己客観性がなくなってくる。いまの世の中の問題点は、自分とのコミュニケーション障害が生じている人が多いことだと私は考えています。高学歴でも自分自身を客観的に振り返れない人が多いですね。

菊池　私も年々そういう人が増えてきているのを感じていますし、苦労もしています。右脳を発達させていくということは、とても大事なことなんですね。

できるサラリーマンが家庭でフリーズ!?

加藤　統計をとったことがあるのですが、日本の男性サラリーマンはお客さんに対して感謝はできるんですよ。ところが、家に帰って家族を思いやることを書き出してくださいというとみんな頭がフリーズしてしまう。なにも書けないんです。

菊池　へぇ。

加藤　状況を察知してどんな行動を起こしたらよいかがわからないんですね。女性のほうが思いやりの言葉が出るんです。

菊池　男性と女性の違いということでは「きくち体操」は男性にはなかなか理解してもらえないん

ですよ。バリバリに働いてきた人や、若い頃からスポーツを熱心にやってきた人こそ難しい。まず「鍛えない」ことが理解できなかったですし。脳を使って体を動かし、脳で体を感じると言っても、なんのことやら見当がつかないようでした。もちろん、わかってくださる方もいらっしゃいましたが。女性のほうが理解しやすいのは子どもを産み育てる役目を担っているからかもしれませんね。

加藤　くり返しになってしまいますが、感謝や思いやりを持つようにすることで、脳のなかに知識が増えたり、ものごとを理解する能力がもっとも高まります。ありがたいと思うと「理解系」の脳番地を、思いやるときは「思考系」脳番地を使います。思いやりを表現するには行動しないといけないから次はプランを考える。非常に効果のある脳のトレーニング方法なのです。

菊池　感謝や思いやりがないと、体をただのモノのように扱ってしまったり、ほったらかしにしてしまうんですよね。

加藤　そうですね。体操の話で考えるなら、体を動かしてみたときに手はここまでしかのびないと思っていると、そこから先は手がのびない。手はこういうものだと思いこんでいるからです。ところが練習してあと5㎝先に手がのびるようになると、本当に5㎝のびる、そういうものだと思います。だから、いまはここまでしか動かないけど、どうしたらもっと動くようになるか？　と脳を

自分の脳で感じて、体と向き合えば自分を信じられるようになる

使って考えること。菊池先生は、教室でそういう体験をさせていらっしゃる。そうやって体を動かすことが脳を活動させることに通じるのではないかと思います。

菊池　まさにおっしゃる通りです！　自分の脳で感じて、考えて、体を動かしていくと自分の体の可能性はまだまだあると自分を信じられるようになります。すると気持ちが前向きになる。お人柄までが変わる。生き方まで変わってくる。私もこれまでたくさんの生徒さんを見てきて本当にそう思います。

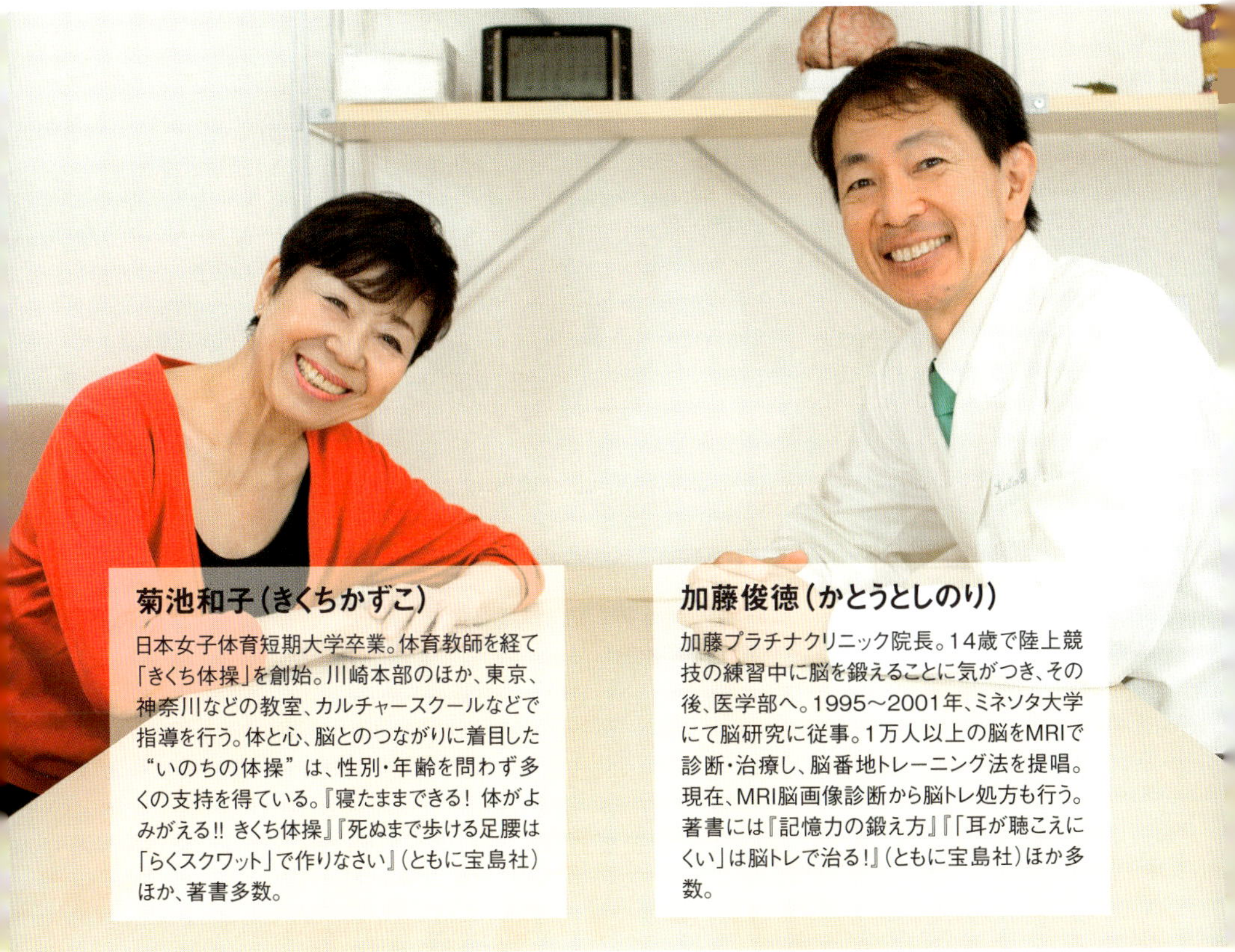

菊池和子（きくちかずこ）

日本女子体育短期大学卒業。体育教師を経て「きくち体操」を創始。川崎本部のほか、東京、神奈川などの教室、カルチャースクールなどで指導を行う。体と心、脳とのつながりに着目した“いのちの体操”は、性別・年齢を問わず多くの支持を得ている。『寝たままできる！ 体がよみがえる!! きくち体操』『死ぬまで歩ける足腰は「らくスクワット」で作りなさい』（ともに宝島社）ほか、著書多数。

加藤俊徳（かとうとしのり）

加藤プラチナクリニック院長。14歳で陸上競技の練習中に脳を鍛えることに気がつき、その後、医学部へ。1995〜2001年、ミネソタ大学にて脳研究に従事。1万人以上の脳をMRIで診断・治療し、脳番地トレーニング法を提唱。現在、MRI脳画像診断から脳トレ処方も行う。著書には『記憶力の鍛え方』『「耳が聴こえにくい」は脳トレで治る！』（ともに宝島社）ほか多数。

おわりに

脳を使って体を動かせば考え方まで変わる

思い通りに動かせないところはありませんか？

この本でも幾度となく「脳を使って！」と書きましたが、「きくち体操」はまさに脳を使って体を動かし、脳が本来持っている可能性を引き出す体操です。

体操と言うと、頑張って体を鍛えるとか、健康になるためのものだとイメージする方が多いと思います。

けれども、「きくち体操」は、体を動かして自分の体を育てるのはもちろん、脳を使って体を動かすことで、体が発している「ここが弱ってきたよ～」とい

う お知らせを受け取れるようにもなる体操です。

　そして、「きくち体操」にはもうひとつとても重要な効果があります。それは、脳と体を一体化して自分自身を知ることができるようになるということです。

　こう言うと、自分のことは自分がいちばんよくわかっていると思われるかもしれません。でも、この本の通りに体を動かしてみたら、手や足の指先に力が入らない場所があったり、手を後ろで組もうと思ったら両手が届かなかった、お腹を引くということがよくわからなかったということがありませんでしたか？　自分の体はここにあるのに思った通りに動かないところがある。それほど私たちの脳と体は遠い存在なのです。

体をほったらかすと脳が働かなくなる

「ボケるのがいちばん怖い」という言葉をよく聞きます。自分のことはわかっていると思い込み、自分の体をほったらかしにして体から気を離してしまうことが、ボケにつながると私は思っています。

　脳を使って体を動かすと、「指先が弱っている」とか「お腹に力がなくなっている」とか、体の様子がつぶさにわかります。そうして自分の体のことがよくわかるようになると、自分自身の考え方までもが変わるのです。大げさな話ではありません。「きくち体操」の教室で生徒さんが体を動かしたあとに、感謝の気持ちが体からほとばしって、顔も心もいきいき輝いていく様子を、私は何万回も見てきました。

脳を使って体を動かすと、体を動かす「運動野」だけではなく、脳の広い範囲を刺激して「感覚野」までを使うことができるようになります。その結果、自分の体に感謝できるようになり、他人と比べることなく自分の体を自分でよくしていける、他人がいてくれるおかげで自分が自分でいられるのだということがわかってくるようになります。ここが「きくち体操」がほかの体操と決定的に違うところです。

体を動かして筋肉を鍛えるとか、人よりも上手にできるようにするだけでは養うことができない能力を引き出すことができるのです。

脳の専門家でいらっしゃる加藤俊徳先生が「感謝と思いやり、礼節が、脳を一番強くする」とおっしゃったのを聞いて、私は胸がいっぱいになりました。私が長年、「きくち体操」教室の生徒さんに伝えてきたことは、科学的にも間違っていなかったとわかったからです。

健康のために毎日何キロも歩いている方もいらっしゃるでしょう。時間があればせっせと体を鍛えている方もいらっしゃるでしょう。

でも、脳を使って体を動かし、自分自身を見つめなおさなければその時間がもったいないなと私は思うのです。あなたはあなたの脳と体を生かしていくことが大事です。ぜひ脳を使って体を動かし続けていってください。

「きくち体操」創始者　菊池和子

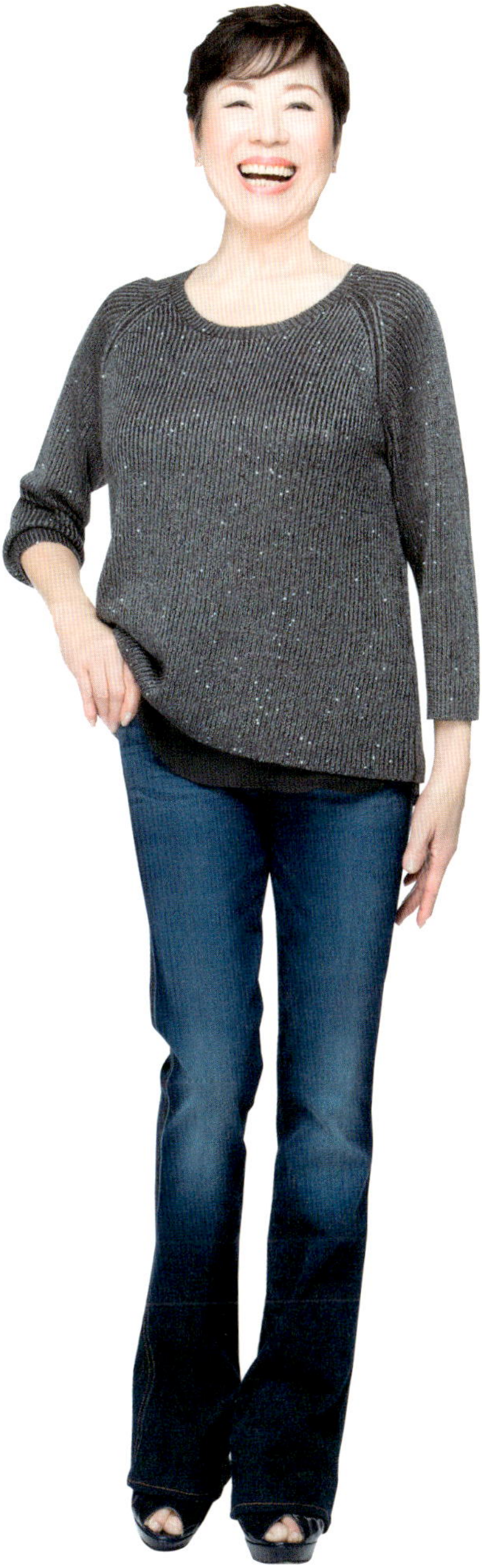

菊池和子（きくち・かずこ）

1934年生まれ。日本女子体育短期大学卒業。体育教師を経て「きくち体操」を創始。川崎本部のほか、東京、神奈川などの教室、カルチャースクールなどで指導を行う。体と心、脳とのつながりに着目した“いのちの体操”は、性別・年齢を問わず多くの支持を得ている。日本ペンクラブ会員。著書は『あぶら身がすっきり取れるきくち体操』（角川マガジンズ）、『はじめての「きくち体操」』（講談社）、『寝たままできる！ 体がよみがえる!! きくち体操』『足の裏を刺激して一生歩ける体になる！ きくち体操』『死ぬまで歩ける足腰は「らくスクワット」で作りなさい』（以上、宝島社）など。
http://kikuchi-taisou.com

物忘れ・認知症を撃退！ 脳がよみがえる きくち体操

2018年12月10日　第1刷発行
2023年12月22日　第4刷発行

著者　菊池和子
発行人　蓮見清一
発行所　株式会社宝島社
〒102-8388
東京都千代田区一番町25番地
営業 03-3234-4621
編集 03-3239-0927
https://tkj.jp

印刷・製本　日経印刷株式会社

Staff

撮影　鍋島徳恭
野口博（対談）
モデル　齋藤るり子
ヘアメイク　小島けさき
イラスト　花モト・トモコ
デザイン　松崎理（yd）
福田明日実（yd）
DTP　POPGROUP
構成　黒川ともこ
萩原みよこ
編集　中村直子
中村瑠李子
浅郷浩子

本書は2015年12月に弊社より刊行したTJ MOOK『脳活きくち体操』を元に再構成し、書籍化したものです。
文中の名称、年齢などは当時のままで記載しています。

Printed in Japan
ISBN 978-4-8002-9052-6

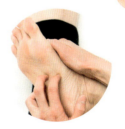

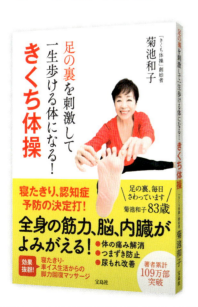

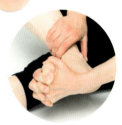

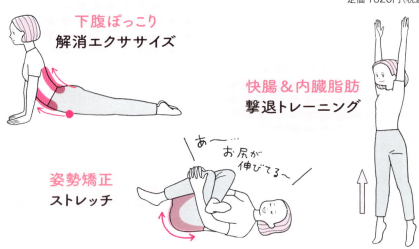

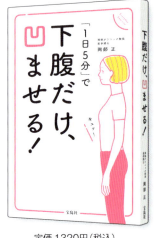